胖瘦得当，健康不愁

胖补阳 PANG BUYANG

瘦滋阴 SHOU ZIYIN

刘静贤 编著

 化学工业出版社

·北京·

常言道"十个胖人九个虚""十个瘦人九个怪"，胖人虚在阳虚，瘦人的怪是说脾气怪，脾气怪多是"五心烦热"引起的，这也是阴虚的表现。细看我们周围的人，胖人多怕冷，皮肤光白无华，身体"水分"大，痰多，便溏等，这多是阳虚的表现。而瘦人多是颧红干涩，或面色黄，晦暗，又爱上火，这多是阴虚的表现。

如果我们能针对胖人和瘦人的体质进行有目的的调理，是可以很好地改善胖与瘦的。

本书为读者解释了胖人和瘦人需要补阳滋阴的理由，并介绍了多种补阳瘦身和滋阴增肥的方法，帮助胖人更加苗条有气质，也帮助瘦人更加丰腴有型。

图书在版编目（CIP）数据

胖补阳瘦滋阴/刘静贤编著. —北京：化学工业出版社，2015.2（2025.4重印）
ISBN 978-7-122-22080-6

Ⅰ.①胖… Ⅱ.①刘… Ⅲ.①补阳-基本知识②滋阴-基本知识 Ⅳ.①R254.1

中国版本图书馆CIP数据核字（2014）第241618号

责任编辑：贾维娜　　　　　　　　装帧设计：IS溢思视觉设计工作室
责任校对：程晓彤

出版发行：化学工业出版社（北京市东城区青年湖南街13号　邮政编码100011）
印　　装：高教社（天津）印务有限公司
710mm×1000mm　1/16　印张12$\frac{1}{2}$　字数240千字　2025年4月北京第1版第17次印刷

购书咨询：010-64518888　　　　　售后服务：010-64518899
网　　址：http://www.cip.com.cn
凡购买本书，如有缺损质量问题，本社销售中心负责调换。

定　　价：29.90元

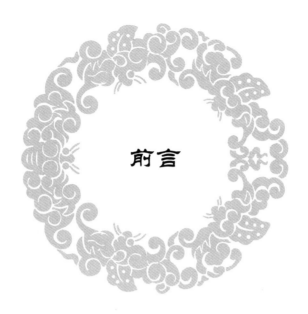

胖瘦要得当，先调阴和阳

生活在尘世间，每天进食酸甜苦辣之味，同时也在生活当中切实体验着这些味道的别种滋味。其中有两类人比健康的人体验得尤为深刻，一类是体型臃肿的胖人，一类是身体瘦弱之人。

对于胖人来说，烦恼似乎是无穷尽的。因为身上的赘肉多，穿衣、运动都不方便，不仅如此，饮食上还经常需要大费周章，当然不是烹调美味，而是绞尽脑汁反复思考吃什么可以让身体瘦下来。

有些胖人索性对身材听之任之，结果灾难随之而至，高血脂、心脏病等都纷纷而来。可见，任何时候、任何情况下都必须对自己的身体负责任，否则它一定会反过来控制你，让你饱尝病痛的折磨。

现如今胖人越来越多，胖人的烦恼也越来越多。对于胖人自身来说，即便身材不佳，也要心中充满阳光，只有心中的阳光能照耀到身体的每一个地方，离健康才能更近一点。同时，还应重视补充阳气。

阳气是健康之本，不仅能燃烧脂肪，还能促进毒素的排出；不仅有助于减肥，同时也有助于促进身体健康。所谓"无毒一身轻"，毒素没有了，体态轻盈，心情轻松，整个人由内到外散发出活力。这真是一种羡煞多少人的幸福。加上阳气本身就是身体中的正气，相当于身体中的防御兵，时时刻刻为身体保驾护航。犹如文人笔下的江湖一样，身体内的正邪之气也无时无刻不在较量着。一旦正气不足，邪气自然来犯，所以，补充阳气不仅仅是为了减肥，也是为了增强身体的免疫能力。

胖人的烦恼多，通过补阳可以解决，那么瘦人怎么办？瘦人身体虚弱，经常生病，还经常上火、失眠、急躁，所以瘦人的烦恼也不比胖人少。我们都知道，花草树木要茁壮成长，少不了水的滋养，水分不足则萎黄，甚至衰败。身体也一样，需要阴液的滋养，才能身体丰腴，从内到外活力四射。一旦阴液不足，身体失去了滋养，自然就会瘦弱。所以，对于阴虚的瘦人来讲，滋阴是增肥的必然途径。

可见，要想胖瘦得当就应调一身之阴阳，胖人补阳，瘦人滋阴，让阴阳调和，相生相克，身材好，身体安，心理上也轻松无比。

当然，胖人减肥、瘦人增肥能否有效，除了取决于一些滋阴补阳的措施，也取决于是否足够爱自己。若是平时不好好爱惜自己，总是将自己折腾到极度疲乏的状态，再好的养生方法也是徒劳的。所以，希望胖人和瘦人都要首先爱自己，然后获得健康。

编著者

2014 年冬

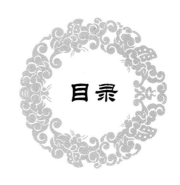

目录

第十一章　补足五脏之精好滋阴，打好健康强身的基础

第十二章　生活那些小细节，瘦人滋阴好习惯

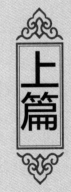

上篇

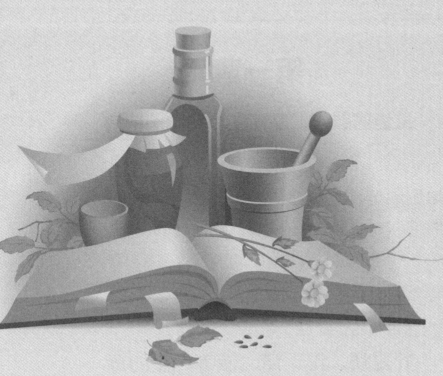

胖人

多阳虚，
补阳是解决胖人
健康问题的根本

第一章

身边的胖人，都在生"阳虚"的病

阳气是痰湿、脂肪及身体中毒素得以代谢和排出的动力，若是阳气虚弱，则动力不足，不仅精神萎靡，身上的脂肪还会越来越多。为此，胖人需要补阳。阳气十足精神好、身体安，拥有好身材便不再是梦。

胖是痰、湿、津、液等产生的毒

津液是身体中的营养液，在代谢循环过程中充分被身体所利用，然后排出体外。若是津液内停，代谢失常，则成痰饮，积聚于体内，导致机体不能正常消耗营养，从而引发肥胖症。

◇◇

说到胖，可能很多人会认为肉多、看着比较壮就是胖，其实这是不对的。一般来说，脾胃功能好、身体比较健康的人，肌肉发达丰满，臻于健壮。对此，中医古籍《黄帝内经·素问·五脏生成》说："脾主运化水谷之精，以生养肌肉，故主肉。"因此，人体肌肉的壮实是衡量健康的重要标准。如果比较瘦弱，并且软弱无力，身体抵抗力弱，这实际上是不健康的表现。所以，不要过度追求瘦，瘦骨嶙峋实际上是一种病态。

肌肉发达丰满，体格壮实，精神内旺，这并不是肥胖，只是肌肉丰实，这主要是因为经常劳作或是经常运动，导致肌肉比较发达。这种人被中医称为肉人，他们比较健康，无须担忧体重。除了肉人外，中医还有膏人和脂人的说法。

中医所说的膏就是脂肪，所谓的膏人自然是脂肪比较多的人，这种人整体上脂肪都比较多，尤以腹部为主，也就是常说的大腹便便。

《说文解字》中说："凝者曰脂，释者曰膏"。意思是说，凝聚在一起的肥肉叫脂，这种肉比较紧；松软的肥肉叫膏。这种肥胖者，不仅仅是腹部，浑身的肉几乎都松松垮垮，所以也就有了膏人之称。

脂人一般是受先天遗传因素影响，整体都比较胖。若是受遗传因素影响，则应从自身着手进行调理，增强脏腑功能，避免下一代再受肥胖影响。

对于遗传性肥胖这里不谈论，说一下膏人是如何一点点变胖的。在日常生活中会有这样一些人，原本身材比较好，身上也没有多少肉，可是随着年纪的增长，体重也呈上升趋势，尤其是肚子日渐圆滚了。在民间，人们称之为"发福"，认为这是福气的象征。其实，这非但不是福气，甚至还会因此而出现诸多健康问题，诸如高血压、高血脂、高血糖。

体重上升主要是脾胃失调引起的。脾胃是化生气血的后天之本，脾胃的生理功能好，气血足，人的气色好，身体丰腴，肌肉饱满，精神状态好。如果脾胃功能失调了，尤其是运化功能失调，会导致津液得不到正常的运化，也就是说身体里面的水液代谢失常了。津液不能有效代谢、利用，会导致水液停留，浸于肌肤中，严重时还会水肿。

另外，内湿还会阻塞气血的循行，导致肌肉失养。气的升提作用减弱，血的营养功效下降，所以肌肉也会松松垮垮，没有弹性，肌肤也不会光滑。

另外，湿郁结于体内，还可生痰，转变成痰湿。元代著名医家朱震亨对此说"肥白人多湿""肥白人必多痰"。从朱震亨的话中不难看出痰湿是导致肥胖的一个主要原因。

我们都知道我们吐出去的痰具有黏滞之性，实际上吐出去的痰也是体内痰的一部分，体内的痰湿性也黏腻。痰湿难以清除，附着于体内，不断浸于肌肤之中，自然会越来越胖。

身体看似越来越胖，实际上气血却是亏的，所以这种人也容易患病，抵抗力不强，未孕女性甚至可导致不孕。此外，导致真正的肌肉无所生、无所养、无所升提，即使把湿除了，倘若气血不足，肌肉也不会丰满，甚至还会下垂。可见对于身有痰湿，要给予足够重视。

除湿减肥课堂

1. 避湿是关键

外湿可转化为内湿，为此在日常生活中要学会保护好身体，少涉水，淋雨后要及时擦干。晚上尽量不要洗头，若是非洗不可应等到头发干了再睡觉。另外，尽量不要大口喝凉水，以免损伤脾胃阳气导致痰湿滋生。平时要多开窗通风，经常晒晒被子，既可以除湿，还可以除菌，对身体健康是非常有好处的。

2. 饮食调理是必要手段

痰湿的发生与饮食有很大关系，平素喜食膏粱厚味，以致脾胃受伤而生痰湿。所以，应少油甘厚味、辛辣刺激食物，少饮酒，不饮生冷饮料，少食用生冷食物。身有痰湿者可用药膳进行调理。选用的药膳应有健脾益气、化痰去脂功效。除邪的同时，还兼能调气血，让身体恢复到最佳状况，防止肌肉松垮，看着更年轻。胖人平素可用黄芪、苍术、荷叶、焦山楂、茯苓、泽泻、甘草等中药进行食疗，也可以经常食用薏米、赤豆、扁豆等。这里介绍一道药膳除邪兼能补气血。

泽泻党参粥

配料：泽泻、党参各10克，大米100克，白糖少许。

制作方法：泽泻、党参洗净，大米淘洗干净；将泽泻、党参和大米放到砂锅中，加适量清水，大火烧开，转小火熬到粥烂熟，加入适量白糖调味即可食用。

提示：中医认为甘入脾胃，适当的甘味能养脾，但甘味过重则伤脾，所以糖不要放得太多。

功效：此粥可除邪，同时还能补脾气，有助于升提脾气，不仅适合肌肉松垮者，也比较适合中气下陷、脱肛者食用。

总之，只有将体内过重的湿气排出去，经络才能通畅，气血才能正常运行，才能远离大腹便便，有一个好身材。

中医名家小讲堂

泽泻党参粥每天早晚均可食用，不过要适量，不要一次吃太多，以防伤了脾胃。一般来说，早晚各喝上一小碗就可以了，需要长期坚持，才能逐渐将脾胃调养到最佳状态。

肥肉就是阳气不足，气化不掉脂肪惹的祸

阳气就是身体的小太阳，有温煦作用，同时也是身体代谢的动力源泉。若是阳气不足，则代谢失常，毒素内生，自然就会导致肥胖。

◇◇◇◇◇◇◇◇◇◇◇◇◇◇◇◇◇◇◇◇◇◇◇◇◇◇◇◇◇◇◇

阳气实际上就是特内的温热之气，与阳光的温热之性相同。我们都知道，阳光的温热之气可孕育万物，有阳则生，无阳则亡，这是自然界万物的生存法则。体内的阳气也是我们得以生存的源泉所在。可以说，体内的阳气是人体物质代谢和生理功能的原动力，是生殖、生长、发育、衰老和死亡的决定因素。人的生存需要阳气支持，身体功能的健康也需要阳气的支撑。正因为阳气有如此重要的作用，中医才有"得阳者生，失阳者亡"的告诫。

阳气不足人会生病，没有了阳气也就没了命。从健康的角度来说，养好一身阳气是非常必要的。当然，若你是爱美之人，非常重视自己的体形，甚至因为身体肥胖而苦恼不已的话，你也要养好阳气。只有阳气足足的，才能得以减肥瘦身，否则即便付出再多努力，往往也都是徒劳的。

肥胖多与痰湿有关。根据中医理论，痰湿为体内的阴邪。中医将身体里面的邪气分为两种，一种是阳邪，一种是阴邪。

阳邪，为风、暑、燥、火，这些邪气易伤阴津，在体内作乱，一般表现为热证和燥证，诸如发热、咽喉干燥等。调理需要滋阴降火。阴邪，指寒、湿等邪气，具有性寒凉、易凝聚之性。阴邪易潜伏体内，且不易排出，常无形而痛，外在除手脚寒凉外，一般症状不明显。

阴阳之间具有相生相克的关系，阴阳平衡有助于身体健康。身体里面的精血津液与阳气力量本应是均衡的，身体一片和谐之象。一旦有了寒湿邪气，阴就占据了上风，对阳气克制太过，这种情况下就会伤阳。这是体有寒邪之气和阳气不足的一个非常主要的原因。

另外，平素我们的日常活动、情绪变化都会损伤一定的阳气。有耗损就要有补充，这种情况才能保持身体里面的阳气足足的。当然，前提是耗损不要过度。耗损阳气过度了，也需要比较长时间的调理才能解决阳气不足的问题，并且这是比较伤身的。如果耗损过度，又没有及时补充，自然阳气就更虚了。

阳气虚了，寒湿就更盛了。湿邪蕴结于肌肤，则胖人就更胖了，这是一个恶性循环的过程。"补充阳气，驱除阴邪"，胖人若想远离肥胖，就要找到痰湿的克星——阳气。补充阳气，提升五脏六腑的运化功能，增强机体的自愈能力，自然而然肥胖的问题也就迎刃而解，这不仅仅是治标，更是治本。

化解"痰湿"需要阳气作为动力。因此，减肥就要养阳。只要激发体内阳气，就能达到减肥的目的。

补阳减肥课堂

1. 热水泡脚护阳气

用热水泡脚能补阳，建议手脚冰凉者不妨长期用此方法。若是想加强补阳的效果，可以用艾叶水泡脚。先将艾叶洗一下，然后放入砂锅，加适量清水，大火烧开，转小火炖十几分钟，让水逐渐变凉，用其泡脚即可。在浸泡的过程中，也可以不断加入新的艾叶水，使水保持温热。

　　艾叶是古人眼中的神物，能暖气血而温经脉，增强人体的免疫力，还能净化环境、驱虫祛瘟。因其能暖身助阳，为此古代医家也就常用其治疗虚寒导致的疾患。如中医名著《伤寒论》中提及的中药方子胶艾汤，是治疗宫寒的一个方剂，这个方剂中就有艾叶。宋代医家窦材在《扁鹊心书·神方》中所给出的中药方剂补宫丸，也是治疗宫寒的名方，其药物组成中也有艾叶。

　　可见，艾叶确实具有补阳功效。为此女性倘若有手脚冰凉的毛病，就表明体内湿寒邪气重，这时候就有必要用艾叶为自己驱寒湿了。

2. 艾灸命门穴

　　命门穴和腹部的神阙穴（即肚脐处）前后相对，以肚脐为标准围绕腰部画一个圈，在背后正中线上。命门穴可补阳，并且补的是肾阳，补的是阳气之本。对于阳虚的胖人来说，不妨经常艾灸命门穴，不仅对于减肥有很大的帮助，还能改善肥胖导致的一些不适症，诸如浑身乏力、气喘等。

　　艾灸命门穴：生姜切片，中间用针刺出一些小孔，然后放在穴位上，艾炷点燃，置于姜片上，每次可艾灸 3 ~ 5 壮。

3. 助阳药膳跑不了

生姜粥

　　配料：粳米 50 克，生姜 5 片。

　　制作方法：粳米淘洗干净，生姜捣烂，一同放入砂锅，大火煮沸，小火煮到熟烂即可食用。

　　提示：生姜能助阳，阴虚火旺的人慎用，以防导致火气加重。

功效：能去腹中寒气，补阳减肥，强身健体。

生姜红糖水

配料：生姜10克，红糖适量。

制作方法：生姜洗净，去皮切丝，放入砂锅，锅中水烧开后，放入红糖，用勺子搅拌均匀，大火煮5分钟即可。

提示：生姜能助阳，阴虚火旺的人慎用，以防导致火气加重。

功效：能去腹中寒气，补阳减肥，强身健体。

总之，只有将体内过重的湿气排出去，经络才能通畅，气血才能正常运行，才能远离大腹便便，有一副好身材、一个好身体。

中医名家小讲堂

春天是万物萌生的时节，阳气开始生发，所以春天要重点养阳。对于阳虚的胖人来说，春天最好早点起床，迎着朝阳散散步。在饮食上宜选用利于升发阳气又清淡可口富有营养的食物，诸如山药、薏米、糯米、扁豆、大枣、莲子等。也可适当吃葱、蒜、韭菜等食材。

测一测：你是哪类"阳虚"的胖人

阳气虚衰，脂肪、水液代谢失常，身体就容易发胖。对于阳虚的胖人来说，减肥就应将阳气补足。补阳之前先要明确自己是何种阳虚，以辨证调理。

阳气充足，就不用担心肥胖。调养一身阳气，首先要知晓脏腑阳气亏虚的状态，然后再采取相应措施。人体有五脏，不同脏腑阳虚采取的调养手段也不同，尤其是使用药物和食物来调养时。这是因为根据中医五行理论，药物与食物都具有五行属性，不同的药物和食物都有偏性。诸如酸入肝，中药的酸枣仁能养肝血；咸入肾，一些咸味的中药则主要功效为养肾补肾等。

正因为食物和药物的偏性，所以对于想要调养的阳虚的胖人来说，首先应知道自己是哪类阳虚。

五脏阳虚及症状

五脏阳虚	相关解释	症状
心阳虚	心的阳气不足。若是心阳衰极，阳气暴脱，会危及生命	畏寒肢冷、面色晦暗、心胸憋闷或作痛、口唇青紫，若心阳衰极会出现四肢厥冷、大汗淋漓、息短气微、神志模糊，甚至昏迷、脉微欲绝等症
肝阳虚	肝之阳气不足，虚寒内生，导致肝疏泄与藏血功能低下。临床上比较少见	面带青色、趾（指）甲枯淡、形寒肢冷、胁下作痛、下肢不温、头身麻木
脾阳虚	脾阳气不足，脾胃虚寒。多因饮食不节、过食生冷所致	食欲减退、腹胀、胃痛而喜温喜按、四肢不温、大便稀溏
肺阳虚	肺中阳气不足，是肺气虚的重症，可损及人体正气	咳嗽气短、呼吸无力、声低懒言、痰如白沫
肾阳虚	肾中阳气不足。肾阳为一身阳气之本，"五脏之阳气，非此不能发"。所以阳虚患者应重视温补肾阳，可助其他脏腑阳气充盈	腰膝酸痛、畏寒肢冷、头目眩晕、精神萎靡、五更泄泻

补阳减肥课堂

1. 药物调理

对于阳虚的胖人来说，可用助阳中药来补阳。用中药将不足的阳气补足，为身体增加动力，有助于减肥瘦身。但阳虚脏腑不同，用药也要有针对性。

阳虚的种类与用药

阳虚	中药	食疗举例
肾阳虚	鹿茸、海狗肾、杜仲、菟丝子等	杜仲爆羊肾：羊肾2个，杜仲15克，五味子6克。羊肾剖开，去筋膜，洗净，切成腰花；杜仲、五味子加水煎取浓汁；将切好的腰花倒入药汁中，调匀；坐锅点火，锅热后倒入适量植物油，油热后倒入腰花爆炒至熟，以盐、姜、葱等调味食用
心阳虚	附子、肉桂、干姜、五味子、桂枝等	羊肉肉桂汤：6克桂皮，羊肉500克，盐适量。羊肉和桂枝分别洗净，放入砂锅，炖到羊肉烂熟，放入适量盐调味即可，吃肉喝汤
肝阳虚	生姜、细辛、吴茱萸、淫羊藿、艾叶、巴戟天、花椒、木瓜等	细辛粥：五味、干姜各9克，细辛3克，大米100克。将三味中药洗净，用干净的纱布包好；大米淘洗净，放入砂锅中，将中药包也放入，加入适量清水，同煮成粥；熬到粥熟烂，将粥中的纱布包去掉，分早晚2次食粥
脾阳虚	黄芪、干姜、人参等	黄芪大枣汤：生黄芪15克，大枣5枚。将黄芪和大枣洗净，入砂锅，加两碗清水，大火烧开，再转小火煮半小时，弃渣喝汤
肺阳虚	白术、党参、人参等	白术粥：白术10克，大米100克，白糖适量。白术择净，放入砂锅中，加清水适量，水煎取汁；药汁倒入淘洗干净的大米中，加适量清水，熬到大米烂熟，加适量白糖调味即可

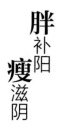

2. 起居

春天是阳气生发之季，应该早点儿起床，到外面晒晒太阳，借自然界阳气培补阳气。夏天阳气足，天亮得早，也可以早点儿起床，适当运动一下，让一天都有好精神。秋冬季节要适当晚起，以待日光。

3. 锻炼

运动是较好的助阳之道，阳气不足者不妨经常运动，散步、慢跑、太极拳、五禽戏、八段锦及各种球类运动都是比较适宜的运动方式。

总之，对于阳虚的胖人来说，只要满怀信心，从多方面着手对身体进行调理，就可以达到补阳除脂的目的。

中医名家小讲堂

阳气虚的人往往不愿意动，精神不振，所以经常宅在家里。实际上动能生阳，所以阳虚的人不妨出去走走，适当运动，经常与人交往，这有助于补阳，让精神振奋起来。

第二章

胖人别怕吃，补阳食物让你越吃越瘦

胖人以为肥胖与吃得多有关，为了让身体瘦下来，往往在饮食上大做文章，结果身体没有瘦下来，却往往因为节食减肥而损伤了脾胃。实际上肥胖与阳气不足有关，只要选对食物，非但不会增肥，还有助于减肥瘦身。

韭菜补肾阳又排毒，常吃自然瘦

韭菜是"起阳草"，又是"洗肠草"，补阳排毒消脂很有效。胖人常吃韭菜，减肥效果好。

阳气是人体的正气，是人体正常生理功能的原动力。脂肪代谢需要阳气，所以补充阳气可以帮助消除脂肪。在常见食物中，韭菜是一个很好的补阳选择。它有一个很响亮的名字叫"起阳草"，还有人把韭菜称为"洗肠草"。韭菜性温，有补肾补阳的作用。尤其是在春寒还料峭的时节，阳虚怕冷的人吃韭菜能保暖、健胃、补阳，能帮助身体消除多余的脂肪，也就是提高新陈代谢的能力，有助痰湿的代谢。

另外，韭菜还含有丰富的粗纤维，可增加肠蠕动，促进消化，能预防习惯性便秘和肠癌。

所以，想要减肥的人，尤其是脾阳虚和肾阳虚的胖人要多吃韭菜，补阳效果奇好。但是考虑到减肥，韭菜的烹饪方式要符合减肥要求。

助阳减肥课堂

为了使韭菜既能更好地增补阳气，又能很好地帮助减肥，在饮食制作上，要坚持少油少盐、减热量的烹调原则。可以凉拌或做汤，少油盐，少用调味料，越清淡越好。下面介绍两款补阳减肥的韭菜美食。

凉拌韭菜

配料：韭菜300克，香油少量，盐2克，醋适量。

制作方法：韭菜择洗干净，入沸水锅中快速烫，保持鲜嫩，时间不要太长，目的是杀菌、改善口感；烫完后的韭菜不要冲凉水，切段放入盘中，晾凉，加入盐、醋和香油拌匀即可，佐中餐、晚餐食用。

提示：在韭菜佐餐食用时，要注意增加韭菜的食用量，减少饭量，以保证减肥效果。

功效：此道韭菜美食热量低，并且最大限度地保持了韭菜的原有风味和功效，补阳减脂。

韭菜豆腐汤

配料：韭菜150克，豆腐150克，姜末、香油各适量，盐2克。

制作方法：韭菜择洗干净，切成段备用；豆腐切成小块备用；锅内加水，放入豆腐，烧沸，开锅后煮 3 分钟，加入盐、韭菜、姜末、香油即可。

提示：为了减肥有效，韭菜豆腐汤可以在晚餐食用。对于食量大者，也可配些杂粮小馒头、杂粮包子和蒸菜食用。

功效：此道韭菜美食热量低，饱腹感强，并且补阳减脂效果好，值得选择。

----- 中医名家小讲堂 --------------------------------------

春季食用韭菜有益于肝。初春时节的韭菜品质最佳，晚秋的次之，夏季的最差，有"春食则香，夏食则臭"之说。

南瓜补脾阳，肥肉不爱长

南瓜性温，味甘，无毒，具有较好的平补功效，不仅能减肥瘦身，还可预防脑卒中的发生。此外，常吃南瓜，可使大便通畅，肌肤丰美，有美容作用。女性不妨常食。

◇◇

脾阳受损，脾土不运，越来越多的湿气蕴结在体内，不断浸于肌肤之中，肌肤失养，则体胖而肉松垮。要想解决此问题，首先要调理脾胃，关键就是提升脾胃阳气，恢复脾运化痰湿的功能。另外，脾阳充足，也有助于对脂肪的运化，使身体不胖。

补脾阳可以经常吃点南瓜。南瓜性温，味甘，最适合补脾阳。温热的食物本身就有补阳作用，为此肥胖的人不妨经常食用，一点点将体内的阳气补足，除掉痰湿。

南瓜平补，又不损伤脾胃，可常食。具有温中补虚、长养气血的作用。体质虚弱、气血不足者，平素应多食南瓜，可逐步改善体质，除湿瘦身。

助阳减肥课堂

南瓜虽然具有较好的补脾阳之功，只有食之得法才能发挥作用。若是烹调不当，自然会影响南瓜滋补脾胃的功效。下面介绍两道南瓜食疗方。

薏米南瓜饼

配料：南瓜 300 克，薏米粉 30 克，糯米粉、蜂蜜、油、面包糠各适量。

制作方法：南瓜洗净，去皮切成块，隔水蒸熟，捣碎，备用；在南瓜泥中放入薏米粉和适量的蜂蜜，搅拌均匀；倒入糯米粉，揉成不粘手的南瓜面团；把面团揪成小剂，取其中一剂揉圆再按扁；两面粘上面包糠；平底锅加热，涂抹适量食用油，油热后下南瓜饼，小火煎至饼两面金黄即可。

提示：在煎南瓜饼时，不要放太多油，只要涂抹平底锅，保证南瓜饼不粘锅即可，这样可以减少热量的摄入。

功效：此南瓜饼味道香甜，不仅能温脾阳，还能除脾湿，对恢复脾胃的生理功能大有裨益。体形肥胖者、水肿患者、身体极其虚弱者都可以经常食用，有助于强身健体，增强身体的免疫能力。

南瓜山药粥

配料：粳米 50 克，山药 30 克，南瓜 30 克，盐适量。

制作方法：山药去皮，洗净，切小块，浸泡到盐水中；南瓜去皮，洗净，切小块；粳米淘洗干净；将粳米放到砂锅中，加适量清水，大火烧开，放入南瓜、山药，转小火熬到粳米烂熟，加入盐调味即可食用。

提示：熬粥时，大火烧开后要用小火，这样有助于营养成分慢慢散发出来，起到较好的滋补作用。

功效：这道南瓜粥清香怡人，补阳的同时还能补肾。肾中的阴阳是一身阴阳之根本，所以补肾也有助于强脾，可显著增强身体的免疫能力。

中医名家小讲堂

南瓜不仅有较高的食用价值，而且还有着不可忽视的食疗作用。食用南瓜不仅能补脾阳，还能治疗肺气虚导致的咳喘，不过食用南瓜也要适量，多食易引发脚气、黄疸。

姜能激发一身的阳气，燃烧脂肪

姜不仅仅是调味品，还是一味补阳助阳的中药，阳虚的胖人可以适当在饮食中来点姜，能暖身除脂，助身材苗条。

姜作为食材，可以提鲜、除腥。作养生保健之用有生姜和干姜之别，其作用也不同。

对于生姜，大家并不陌生。伤风感冒了，切几片生姜，熬点儿姜水，一碗水下去，出了不少汗，病也就去了一半；女性来了月经，肚子疼，煮点儿姜水喝，疼痛也会减轻不少。可见，小小的生姜确实是养生祛病的好帮手。

干姜是生姜的干制品，中医有干姜"回阳救逆"之说。也就是说，如果阳气极度衰疲，寒湿邪气尤盛的话，就非干姜不可。若是阳气虚得严重，则可用干姜来救急。但干姜性大热，用之要慎之又慎，以防生出热邪。

建议痰湿肥胖者用生姜来慢慢调理。若是非要用干姜来调理，也要慎之又慎，在医生的指导下根据身体的反应来进行调理。一旦有不适，则要停用。

助阳减肥课堂

生姜鲫鱼汤

配料：鲫鱼1条（约250克），生姜30克，植物油、盐、料酒各适量。

制作方法：鲫鱼去鳞、鳃及内脏，洗净；生姜洗净切片；锅中放油，油热后放鲫鱼，煎一会儿，取出放到砂锅里；砂锅中加适量清水，大火煮沸，入料酒、姜片，小火煲40分钟左右，即可食用。

功效：有暖脾养胃、祛风散寒的功效，脾胃虚寒者食用比较适宜。

姜丝陈皮冬瓜汤

配料：排骨300克，冬瓜400克，姜丝、陈皮各15克，盐、鸡精各适量。

制作方法：排骨洗净，用开水焯一下；冬瓜洗净，留皮，切片；将排骨放到砂锅中，加适量清水，放入陈皮、姜丝，大火烧开，小火炖 1 小时，放入冬瓜片，炖 10 分钟，放入盐和鸡精调味即可食用。

提示：排骨一定要事先用开水焯一下，可以除掉一些油脂。另外，冬瓜要留皮，可以增强去湿功效。

功效：健脾除湿，补阳，理气。

中医名家小讲堂

用姜补阳减肥应注意，烂姜不要食用。民间有"坏姜不坏味"的说法，但烂姜能致癌，所以一旦发现姜烂了就一定不要食用。

黑米温补肾阳，常吃让身体匀着瘦

黑米具有益气强身、健脾开胃、补肝明目、养精固涩等诸多功效，是抗衰美容、防病强身的滋补佳品，具有较好的滋补作用。

黑米能补肾阳。肾阳又称元阳、真火、真阳，为人体阳气的根本，对人体各脏腑的功能起推动、温煦作用。肾阳是一身阳气之根本，所以只要出现阳虚自然首先要问责于肾阳。肾阳不亏虚，真火旺盛，痰湿得除，肥胖者也就会身材匀称。

肾阳不足的人具有一些明显的症状，如神疲乏力、精神萎靡。在日常生活中，有些胖人比较没有精神，一点儿活力都没有，一副懒洋洋的样子。实际上，这是因为肾阳不足所导致的。阳气具有振奋精神之功，阳气不足了，不能鼓舞精神，人就会疲倦，精神不振。

肾阳具有温煦作用，不仅温煦脏腑，还温煦四肢百骸。倘若肾阳不足，比较明显的症状是手脚冰凉，还会有腰膝酸痛。肾阳不足，脾阳失滋，严重者还会导致男性阳痿、女性不孕，有时还会出现水肿。所以，不管是男性还是女性都不能小觑肾阳的作用。

肾阳虚不仅会影响肾的生理功能，如影响生殖、水液代谢等，也会影响脾阳，还会影响到心阳，所以肾阳不足要补。

补肾阳在饮食上可以经常吃黑米。"逢黑必补"，民间将黑色食材视为养生之宝。黑色食材确实也具有较好的滋补功效。

黑米是一种温补食材，有"药米"之称，由于它最适于孕妇、产妇等补血补气之用，所以又称"月米""补血米"等。历代帝王把它作为宫廷养生珍品，称为"贡米"。可见，从古至今，黑米的养生功效一直被人们所珍视。

黑米既能温补肾阳，又能补肾生精，可谓是养生佳品。建议体胖者、身体虚弱者、老年人，不妨经常吃点黑米，为身体健康保驾护航。

助阳减肥课堂

黑米赤豆粥

配料：黑米 100 克，赤豆适量。

制作方法：黑米淘洗干净，赤豆洗净；将黑米和赤豆放到砂锅中，加适量清水，大火烧开，转小火熬到粥烂熟即可食用。

提示：由于黑米和赤豆不易煮烂，应先浸泡一夜再煮。

功效：黑米赤豆粥清甜软糯，具有气血双补的养生功效。

薏米大枣粥

配料：薏米 20 克，大枣 7 枚，黑米 50 克，白糖少许。

制作方法：薏米洗净；大枣去核，洗净，拍碎；黑米淘洗干净；将大枣、黑米和薏米放到砂锅中，加适量清水，大火烧开，转小火熬到烂熟，加入适量白糖调味即可食用。

提示：在熬粥的过程中，大枣要拍碎，有助于营养成分释放。另外，黑米和薏米不容易煮烂，要头一天晚上浸泡好。

功效：此粥具有补脾胃、利湿热、养心气的功效，尤其适合体内有湿之人食用。

中医名家小讲堂

很多人喜欢喝粥时放点糖，或者是吃点小咸菜，有助于促进食欲。不过不管是放糖，还是吃咸菜都要适量，吃得太甜损伤脾胃，吃得太咸伤肾，甚至还会导致脱发。

把虾请上餐桌，补阳让胖人很享"瘦"

虾能助阳，所以能除痰祛湿，还有活血化瘀的作用，阳虚的胖人不妨将虾请上餐桌，吃得美味又减肥。

◇◇◇◇◇◇◇◇◇◇◇◇◇◇◇◇◇◇◇◇◇◇◇◇◇◇◇◇◇◇◇

阳气妙处多多，对于痰湿体胖之人补阳刻不容缓。建议饮食上经常吃虾。虾肉历来被认为既是美味，又是滋补壮阳的妙品。对于虾的养生功效，《本草纲目》说："作羹治鳖瘕，托痘疮，下乳汁，法制壮阳道，煮汁吐风痰。"其中的瘕指肚子里的结块，其如鳖状，所以也有鳖瘕之名。从《本草纲目》的论述中可以看出虾具有多种功效，即下乳、除腹部结块、去痘疮、助阳气。

　　体胖与阳气不足，内有痰湿，与脂肪不得运化有关系。虾能助阳气，自然能达到减肥瘦身功效。当然，对于体胖的人来说，用虾助阳的同时，还应养成良好的生活习惯，尽量避免熬夜，少吃辛辣或者刺激性食物，积极参加户外运动，放松心情，避免纵欲，学会合理减压。这些举措都有助于助阳、生阳。

　　虾是温阳之物，若痰湿体胖者有手脚冰冷、身体疼痛之症，除了食用大虾外，还可经常按揉气海穴，以达到通阳功效。

　　所谓通阳，就是通达阳气。之所以要通达阳气，是因为身体肥胖者体内的寒湿邪气盛，阻碍阳气通行。阳气不能通行到手脚末端，郁结在体内，就会出现手脚冰凉之症。这种情况下一方面要温阳，一点点补充体内的阳气才能与痰湿阴邪相抗衡，另一方面也要想办法让阳气通行，减少身体的不适感。按摩气海穴就有益气通阳的功效。气海在脐正下 1.5 寸处，用手掌做环形按揉 15 分钟即可。

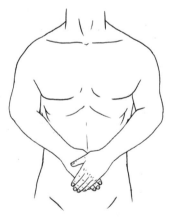

按摩气海穴

助阳减肥课堂

米酒炒大虾

配料：对虾 300 克，米酒适量，生姜 3 克，油、盐各适量。

制作方法：对虾去肠洗净，放入米酒中浸泡，15 分钟后取出；坐锅点火，锅热后，放入适量的植物油，油热后放入生姜、大虾，炒熟后加盐即可食用。

提示：虾背上的虾线，是虾未排泄完的废物，吃到嘴里有泥腥味，影响食欲，所以应除掉。

功效：温补肾阳，通血脉。

清蒸大虾

配料：大虾 500 克，蚝油、酱油、醋、味精、葱、蒜末、花椒各适量。

制作方法：将大虾处理干净，摆盘，放葱、花椒蒸熟，去水；蚝油、酱油、醋、味精、蒜末调汁，浇到上面即可食用。

提示：若觉得不够入味，可以将虾用料酒和盐腌一会儿再蒸，蒸一会儿将水倒出去，再放入调味汁蒸。

功效：具有补肾阳的功效，肥胖者，手脚冰凉者都适合食用。

中医名家小讲堂

虾能补肾壮阳，可增强人体的免疫力和性功能，所以阳虚的胖人可食用。不过吃虾要注意去虾线。色发红、身软、掉头的虾及腐败变质的虾不要食用。

第三章

阳虚也可用中药，对症补益好瘦身

阳气虚衰，肢体、脏腑失于温煦，所以阳虚的胖人会畏寒。身体寒冷的同时，体重也越发引人担忧。对于阳虚的胖人来说，与其忧心忡忡，不如用助阳的中药进行调治，一点点将虚损的阳气补足。阳气十足,脂肪自然就被燃烧掉。

五味子补心阳，心强膘不长

中医古籍中说"五味子皮肉甘酸，核中辛苦，都有咸味"，故有其名。其性温，能补心阳、补肾生精，具有补肾强身功效。

◇◇◇

心属火，为阳脏，主阳气。心阳能够推动血液运行，如果心阳不足，推动无力，会影响到气血的生成和运行功能，导致头晕、胸闷、心悸，严重的情况下还会导致心阳暴脱。

心阳暴脱是心阳不足的重症，主要症状为突然出现冷汗淋漓、四肢厥冷、面色苍白、口唇青紫、呼吸微弱、神志模糊甚至昏迷。一旦有上述症状出现，必须及时进行救治，否则会导致心阳进一步虚脱，引起心脏骤停而猝死。

补心阳不妨试试五味子。五味子，性温入心补心阳，收敛心气，是补心妙品。若是阳虚的胖人出现了心阳虚的一些不适症状，不妨用五味子来补心阳。

心阳虚除了用五味子进行食疗外，也可以艾灸心俞穴，也有较好的养心安神功效。心俞穴在背部，第5胸椎棘突下，旁开1.5寸。取穴时一般可采用正坐或俯卧姿势。有助心阳、益心气功效，可改善心痛、惊悸、失眠、健忘、盗汗等与心有关的问题。

艾灸心俞穴：生姜切片，中间用针刺些小孔，然后放在穴位上，艾炷点燃，置于姜片上，每次可艾灸3～5壮。

心脏功能不佳者在夏季要重点养心。这是因为夏属火，火通心，夏天心神容易受扰。养心首先要让心静下来，俗话说"心静自然凉"，只要内心祥和安宁，就没有什么解决不了的事情。

助阳减肥课堂

鲈鱼五味子汤

配料：鲈鱼1条，五味子50克，料酒、盐、葱、姜、胡椒粉、食用油各适量。

制作方法：鲈鱼处理干净；五味子洗净；葱洗净，切成葱段；生姜洗净，切成姜片。将鲈鱼、五味子放到砂锅中，加适量清水，放入葱段、姜片、食用油，加适量清水，大火烧开，放入料酒、盐、胡椒粉，转小火炖1小时即可食用。

提示：为了减少热量摄入，烹调这道菜肴的时候要少放油，另外可以将鲈鱼里面的肥油去掉。

功效：温补心阳，滋气血。

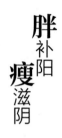

五味子蜂蜜饮

配料：五味子 30 克，梨小半个，蜂蜜适量。

制作方法：五味子洗净；梨洗净，切片。将五味子、梨放到砂锅中，加适量清水，大火烧开，小火煮 20 分钟后关火浸泡 10 分钟；去五味子，等水温之后放入蜂蜜，搅拌均匀即可食用。若想此五味子蜂蜜饮更具清香味，也可以放入切好的黄瓜片。

----- **中医名家小讲堂** -----

五味子药用价值极高，具有较好的强壮滋补功效，肥胖者用其烹制药膳，不仅能除邪减肥，还能强脏腑、增强身体的免疫功能，可以说是一举多得。

黄芪益肝阳，入膳轻松瘦

黄芪是一种补气常用药，具有利水消肿、生肌等功效，用之可增强身体的免疫能力。

肝阳不足，疏泄与藏血功能低下，虚寒内生，痰湿内停，易导致肥胖。肝阳不足的人一般有形寒怯冷、指甲淡白、阴囊湿冷、阳痿不举、带下清冷、宫寒不孕等症。肝阳不足，往往与惊恐过甚或久居阴寒环境有关，使阳气受损而导致。

肝阳是维持肝脏正常生理功能所不能缺少的，肝阳虚则肝气乏，易导致气血循环不畅，由此累及肝中气血的舒畅功能。肝阳不足可用中药黄芪来调理。黄芪性温，具有益气助阳功效。不仅能改善脾气虚所导致的便溏、身体乏力等症状，还能补肝阳，起到补肝疏肝的功效。

近代医学家张锡纯在《医学衷中参西录》中说："愚自临证以来，凡遇肝气虚弱不能条达，用一切补肝之药皆不效，重用黄茋为主，而少佐以理气之品，服之复杯即见效验"。其中，所提及到黄茋就是中药黄芪。从张锡纯的论述中不难看出，黄芪能助肝气，有疏肝益气的功效。

助阳减肥课堂

黄芪粥

配料：30克黄芪，100克大米。

制作方法：黄芪在清水里浸泡清洗；大米淘洗干净。将准备好的原料都放到砂锅中，加适量清水，大火烧开，转小火炖到粥烂熟即可食用。

提示：脾气亏虚、胃下垂者饭后可适当卧床休息一会儿，不要运动，以防胃下垂加重。

功效：补气健脾。

黄芪乌鸡汤

配料：炙黄芪30克，乌骨鸡1只，鲜汤、姜块、葱段、盐、黄酒各适量。

制作方法：乌骨鸡宰杀，处理干净，整鸡用开水焯一下；将炙黄芪去净灰渣，烘干，研成粉末；将黄芪粉抹入鸡腹内，放入蒸碗内，加适量鲜汤、盐、黄酒、姜块、葱段，用湿棉纸封住碗口，置蒸锅或蒸笼内，用大火沸水蒸熟透，取出即可食用。

提示：鲜汤可事先用老母鸡肉小火进行熬制，身体肥胖者也可以直接用清水代替鲜汤。

功效：补中，益气，补血。

中医名家小讲堂

黄芪能助阳，适合阳虚的胖人用其来调理身体。若不是阳虚，即便身体肥胖，也要忌用，以免加重身体里面的火气，非但起不到减肥作用，还可能助火。

芡实补脾阳，养好脾胃肉自减

芡实能补脾阳，还能固肾精，有脾胃和肾同补养之功效。芡实药用以颗粒饱满、均匀、无破碎、干燥无杂质者为佳。

脾阳关乎气血的化生，也关乎水湿的运化。脾阳不足，水湿得不到有效运化，则导致人发胖。不管是出于身材考虑，还是健康的需求，都有必要补脾阳，振奋脾胃的生理功能。这样不仅身材好，不用担心身上的赘肉越来越多，还能益寿延年，可谓是一举多得。

补脾阳可以适当用芡实进行食疗。芡实为睡莲科植物芡的干燥成熟种仁。在古代，芡实不仅可作药用，逢荒年歉收，老百姓还常以其代粮充饥。

对于芡实的保健养生功效，古人有"婴儿食之不老，老人食之延年"之说。可见，芡实具有良好的药用功效。芡实味甘、涩，根据中医五行理论，甘味是脾之味，其入脾，可滋养脾胃，增强脾胃的功能。芡实能助脾气、益脾阳，适当食用能起到减肥瘦身的功效。

若是想加强补脾阳功效，不妨也将芡实蒸熟或者炒一下，使其温热之性增强，补阳功效更好。而且芡实炒后味更香。根据中医理论，香能行气，能消食导滞、疏肝理气、安抚情绪，可谓妙处多多。一般情况下，可以用炒芡实。取净芡实，置预热炒制容器内，用小火加热，炒至微黄色、具香气时，取出晾凉即可。虽然芡实有较好的补气健脾功效，但收涩作用较强，所以便秘、尿赤者及妇女产后皆不宜食。适宜食用者，一次也不要食之过多，以 50 克为宜。

助阳减肥课堂

芡实牛肉汤

配料:炒芡实 60 克，牛肉 100 克，大枣 10 克，花生 30 克，盐、生姜、料酒各适量。

制作方法：牛肉洗净，切块，用开水焯一下；花生洗净；大枣洗净，去核，拍碎;生姜洗净，切片。将炒芡实、牛肉、大枣、花生、生姜放到砂锅中，加适量清水，大火烧开，放盐和料酒，转小火炖到牛肉烂熟即可食用。

提示：肥胖者饮用这道汤饮时，应适当减少主食的摄入量。

功效:除湿健脾，固肾精，气血双补。此外，对痰湿导致的头痛、

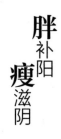

关节痛、腰腿痛等虚弱症状也有很大的好处。

芡实粥

配料：芡实、薏米30克，陈皮5克，粳米150克，盐适量。

制作方法：首先把芡实、薏米放在清水里浸泡清洗；粳米淘洗干净；陈皮洗净。将准备好的原料都放到砂锅中，加适量清水，大火烧开，转小火炖到粥烂熟加入适量盐调味即可食用。

提示：芡实、薏米先用清水浸泡，更易烂熟松软，不增加脾胃负担。

功效：除湿补阳，健脾理气。

除了以上吃法，还可以将芡实炒熟，嚼碎咽下。据说北宋大文学家苏东坡就经常用此法益智强身。一般每日嚼咽10～20粒即可。

中医名家小讲堂

芡实虽然可补脾阳，但其收敛作用强，若脾胃无痰湿，肾精无外泄，则不宜用之。另外，便秘者也不要食用，防止便秘加重。

杜仲肝肾同补，阳不虚体型好精神好

杜仲是一种名贵滋补药材，具补肝肾、强筋骨、降血压、安胎等诸多功效。痰湿肥胖者，肝肾强大了，自然痰湿就除了。

杜仲是杜仲科植物杜仲的干燥树皮，是名贵滋补药材。根据中医理论，杜仲归肝、肾经，有肝肾同补之功。对此，古人甚至还有"健骨强筋壮腰膝，入肝补肾子母实"的赞语。

杜仲能补肾阳。唐代名医孙思邈在其所著的《备急千金要方》中提及一道汤饮——羊肉杜仲汤，这道汤饮有温经、散寒、壮阳功效，用于治疗虚寒导致的筋骨痹弱、腰脊酸痛、阳痿等症。这道汤饮中用到了羊肉、生姜和杜仲三种原料。方中的羊肉性热，有较好的补阳功效。生姜可以调味，也可以助阳。此方中还用了杜仲。之所以用杜仲就是因它有肝肾同补功效。

不仅仅是虚寒者，肥胖者也可以用杜仲来减肥安身。杜仲味甘性温，中医理论认为甘能入脾，脾在五行属土，五行相克使土能胜湿，因此，杜仲的作用之一是祛除脾之湿气。

中医认为甘温能补，微辛能润，杜仲正好是微辛之中药，所以入肝经能除燥，可降肝火。杜仲能降肝火，可保血压平稳。高血压病患者不妨经常用杜仲泡水喝，可养肝肾，还能把血压降下去。

杜仲长于补养肾气。肾阳气得补，对于痰湿所导致的腰痛、身重都能起到较好的调理功效。对于杜仲的补肾阳功效，《神农本草经》中说："主治腰膝痛，补中，益精气，坚筋骨，除阴下痒湿，小便余沥。久服，轻身耐老。"

杜仲入肝经，也入肾经，有肝肾同补功效。

对于身有痰湿邪气的胖人来讲，倘若再有肝阳上亢之证，利用杜仲这味中药是非常有必要的。尤其是秋冬季节，痰湿寒这些邪气比较盛，更应该将杜仲充分利用起来。因为杜仲性温热，补阳又不助火，可谓是补阳除邪气上品，所以春夏之季也可用其来补阳。

秋冬之季扶阳，不妨用杜仲泡酒喝，方便又养身。不过酒辛辣，春夏宜少用，以免加重内邪。对此，唐代孙思邈在《备急千金要方》中说："凡合药酒皆薄切药，以绢袋盛药，内酒中，密封头。春夏四五日，秋冬七八日，皆以味足为度，去滓服，酒尽后，其滓捣，酒服方寸匕，日三；大法：冬宜服酒，至立春宜停。"这句话说的就是药物要浸透，冬天可以用其养生，其他季节容易生火生燥。除了季节外，服用量也要注意。一般情况下，药酒每次饮用不要超过100毫升。通常一个疗程为3个月，喝了一个疗程之后可暂停一段时间，然后根据身体情况进行适度调整。

助阳减肥课堂

杜仲酒

配料：杜仲240克，石楠叶60克，羌活120克，大附子5枚，酒3升。

制作方法：上四味药，捣碎，以酒渍三晚，每次饮10～20毫升，日服2次。适宜冷病、妇人服。

提示：身有内热的人不要饮用。

功效：补肝肾，祛风湿。

杜仲粥

配料：杜仲10克，粳米100克，白糖适量。

制作方法：杜仲洗净，放到砂锅中，加适量清水，大火烧开，转小火煎20分钟，去渣取汁；粳米淘洗干净，放到砂锅中，再将药汁倒入，小火熬到烂熟，加入适量白糖即可食用。

提示：煎杜仲的时候不要用铁锅，以防影响药效。

功效：补肝肾，除湿，助阳。

药物是用来纠正阴阳气血之偏的，但"是药三分毒"，每种药物都有副作用，所以如果没有机体之偏，就不要用药，否则无益。

----- 中医名家小讲堂 -----

杜仲酒有助阳功效，不过饮用时要注意两点，第一，不可过量，第二，晚上不要饮用。有的人爱晚上喝点酒，实际上晚上不宜喝酒。晚上喝酒，容易导致气血加速，不利于入睡。药酒也一样。

炙甘草专管肺阳虚，肺好瘦身也"疯狂"

炙甘草是用蜜烘制的甘草，切面呈黄色至深黄色具有益气、滋阴、通阳等功效。

中医里面经常提及滋肺阴，很少有助肺阳之说。但五脏各有阴阳，自然五脏中的肺也不例外，诸如中医里面的"肺中冷""肺虚冷"就是对肺阳不足的描述。肺阳不足有一些典型症状，诸如咳吐涎沫、气短、形寒肢冷、自汗、背寒如掌大、易感冒、面白神疲、口不渴等。肺阳不足也会导致痰湿邪气内停，由此引发肥胖。

补肺阳建议用炙甘草。甘草是一种常用药，生甘草具有清热解毒的作用，所以常和其他药物相互配伍使用，这是为了让一些原本峻猛的药功效能和缓一些，以防止太过。正是因为甘草其药性和缓，能调和诸药，所以，在许多处方中都由它"压轴"。李时珍在《本草纲目》中说："诸药中甘草为君，治七十二种乳石毒，解一千二百草木毒，调和众药有功，固有'国老'之号。"

甘草生用能清热解毒，不过将其炮制之后，则变成温性的了，能补阳。而且这种补益功效仍是非常和缓的，不至于助火，所以无需担忧火热邪气困扰。炮制甘草一般是用蜂蜜烘制，补阳的同时兼有滋阴之功，这样一来也就具有湿润之性，所以补肺阳但不会导致肺燥，可谓妙用。

当然，炙甘草不仅能补肺阳，还能补心阳。元代王好古撰写的一部药学著作《汤液本草》中记述"生用大泻热火，炙之则温能补上焦中焦下焦元气"，其中的上焦指的实际上就是心肺。

炙甘草可以说是一味补阳妙品，建议阳虚的人一定要好好将其利用起来，助身材好，身体安。

助阳减肥课堂

炙甘草茶

配料：炙甘草 6 克，小麦 15 克，大枣 6 枚，酸枣仁 10 克。

制作方法：小麦、炙甘草、大枣、酸枣仁洗净，放到砂锅中，加适量清水，大火烧开，转小火煮 20 分钟，去渣，代茶饮。

提示：煎煮甘草的时候不要用铁锅，以防影响到药效。

功效：益气养血，安神宁心。焦虑抑郁、睡眠不安、疲劳、自汗者用之尤其适宜，有较好的补益作用。

草芪龙苓粥

配料：炙甘草、黄芪、龙眼肉各 10 克，茯苓粉、大米各 50 克，白糖少许。

制作方法：炙甘草、黄芪、龙眼肉洗净，大米淘洗干净，将上述四味放到砂锅中，加茯苓粉、适量清水，大火烧开，转小火熬到粥烂熟，加入适量的白糖调味即可食用。

提示：每天食用1剂即可。

功效：补气安神，对于心悸、胸闷气短皆有较好疗效。

----- 中医名家小讲堂 -------------------------------

生甘草和炙甘草药用功效是不同的，痰湿体肥者与阳气不足有关系，所以应用炙甘草。这是因其性温热，可助阳除湿。

第四章
人人自带"瘦身药","补阳穴"让胖人凹凸有致

有些穴位也具有较好的补阳功效，对这些穴位进行刺激，可以壮阳、温通经络、理气和血、补虚益损。对于阳虚的胖人来说，经常对补阳穴位进行刺激，不仅能瘦身，还可以使人体正气充足而减少各类疾病发生的机会，提高生命质量。

后背正中逆着推，补阳，燃烧脂肪

督脉总管一身的阳气，对于阳虚导致的各种问题都有极好的调治作用。督脉循行于人体后背，所以只要逆着推后背就可以刺激督脉，进而起到补阳作用。

有些胖人经常后背疼痛、颈部发酸、无精打采，之所以出现这些问题，也与阳气不足有关。后背正中是人体督脉的所在地，统管人体的阳气。中医理论认为，通则不痛，痛则不通，若是阳气不足，督脉气血循环不畅，甚至气血瘀滞，自然就会引发后背疼痛。

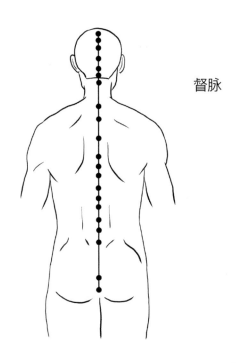

督脉

可以说，不管是对于胖人，还是对于瘦人，阳气都至关重要。阳气决定着人的健康程度与生命质量。阳气足则体健，阳气弱则体衰，阳气竭则身亡。不管是身体保健的需要，还是瘦身的需要，都有必要保持一身阳气充盈。如果一身之阳不足，就要将耗损的阳气补回来。补阳有一个非常简单的方法，即逆着推后背，可以重点推后背正中，此方法补阳疗效甚好。

根据中医理论，逆为补，顺为泻，如果火气大，可以顺着推，阳不足时逆推才会有较好疗效。后背正中央是督脉循行处，逆着推可对督脉进行刺激，起到较好的补阳作用。逆着推后背正中，疏通督脉，有利于阳气生发，补充阳气。

推完后，若想加强补阳疗效，可以将热水袋用毛巾包裹，放到后背上，也可以把剁碎的生姜，用热毛巾包起来，放到大椎穴上，进一步激发督脉中的阳气。阳气不足，会导致水湿内停，影响脾胃的消化吸收功能，进一步加重肥胖，所以除逆推后背外，也不妨兼顾一下足三里、中脘、内关、关元、命门等穴位，尽快补阳，将身体中的水湿毒素运化出去。

后背经常疼痛的胖人推后背的同时，还应知晓为什么现代人阳虚的越来越多。现代人生活压力大，经常处于思虑和不安中，这是耗损阳气的一个原因。另外，一些不良嗜好，诸如熬夜、食用冷饮也会耗损阳气。加上天气热的时候，人们经常置身于空调屋内，冷气大。中午的时候又习惯趴在桌子上睡觉等，这些因素都会使阳气过早虚衰。去规避这些不良的生活习惯，才会补足阳气，最终达到瘦身强身的目的。

助阳减肥课堂

逆着推后背

操作时涂抹一些按摩油（少量凡士林亦可），用手部的大小鱼际穴的部位紧贴背部，逆着推后背，直至后背发热。逆着推后背时要注意保暖，推完后马上穿上衣服，喝点热水后，适当休息。

中医名家小讲堂

至阳穴是督脉上阳气最盛的地方，该穴在后正中线上，第7胸椎棘突下陷中。阳气虚的胖人不妨艾灸此穴位，具有较好的补阳功效。将艾炷点燃，对准穴位，距离皮肤3~4厘米，悬空温灸，灸到穴位有酸胀麻的感觉即可。

"命门穴"多按，命门火旺，腰腹美

命门穴是人体长寿穴位之一，有补肾阳功效，经常按一按，腰好身体更好。

◇◇

命门穴位于腰部，平素对这个穴位进行刺激可促进腰部的气血循环，有助于改善腰膝酸软、疼痛等症状。这是刺激命门穴的好处之一。

刺激命门穴，也有助于减肥瘦身。中医理论认为，命门穴是肾阳潜藏之地，火力足。命门之火是全身阳气之根，对全身各脏腑的生理活动有温煦、推动作用，正因为命门之火的重要作用，所以中医有"五脏之阳气，非此不能发"的说法。若久病伤肾、年老肾亏、房事过度等导致命门火衰，就会出现一系列阳虚症状，如精神委顿、腰酸、肢冷、阳痿、滑精、小便清长、黎明泄泻、水肿等。

命门之火对脾阳有温煦作用，倘若命门之火不足，脾阳失去强有力的补充，自然脾阳也会不足。脾阳亏虚，水湿不能运化，会引发肥胖。虽然肥胖与脾不得健运有直接关系，但有时候命门火衰往往是主要原因。减肥需要补阳，补阳就要补养命门之火。用手掌来回擦命门穴就是壮阳之道。按摩命门穴，如果再加上关元、气海等穴，效果会更好。

养肾有一些非常简单又比较容易操作的方法，其中之一就是刺激腰上的穴位，诸如刺激命门穴。也可以经常活动腰部、松胯、转腰、俯仰等运动，尤其是腰膝酸软者，更要坚持，有较好的补肾强腰功效。这里介绍一个腰部活动方法。

两腿分开，与肩同宽，两手侧平举。吸气，将腰慢慢向左转，保持一会儿。呼气，动作还原。然后再向右转，动作相同。如此连续做

30次左右。做完后，闭目，放松。也可以经常用拳头敲打腰部强肾。

活动腰部能疏通腰部的气血运行，起到健肾强腰的作用。而刺激命门穴能强肾，一方面是因为促进了腰部的气血循环使肾得养，另一方面是因为强大了命门之火。

倘若肥胖之人体寒严重，除了按摩命门穴，也可以吃一些偏温燥的食物，有较好的助阳功效。

助阳减肥课堂

命门穴和腹部的神阙穴，也就是肚脐眼，是前后相对的。命门穴在后背的正中线上，与肚脐处于同一水平线上。下面介绍两种命门穴的刺激方法。

1. 按摩命门穴

命门穴在第2腰椎棘突下凹陷中。把双手搓热，将手掌放到穴位所在处，顺时针按揉，也可以用大拇指进行按揉，每次5～10分钟。

2. 艾灸命门穴

将艾条的一端点燃后，距离皮肤2～3厘米艾灸，使局部有温热感而不灼痛为宜，每次灸至局部皮肤产生红晕，每周灸1次。

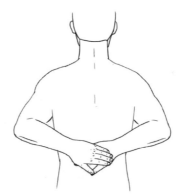

按摩命门穴

助阳食物

食物种类	具体食物
蔬菜类	生姜、韭菜、辣椒、南瓜、胡萝卜等
畜禽肉类	羊肉、狗肉、鹿肉等
水产类	虾、黄鳝、海参等
调料类	花椒、姜、茴香、桂皮等
果品类	荔枝、樱桃、龙眼、栗子、核桃等

适当运动也可生阳。不过冬天天气寒冷，运动应考虑天气因素。运动前要适当热身，以不出汗为宜，以免阳气外泄。倘若出汗的话，要把汗水擦干，穿上外套等保暖衣物，以免邪气入侵。

中医名家小讲堂

艾灸过程中要注意精神集中，不要在施灸时分散注意力，以免艾条移动，效果不佳，另外也要预防烫伤。

关元穴、气海穴常摩，阳气足，小肚腩渐消

关元穴、气海穴皆是强壮身心的要穴，对这两个穴位进行刺激，可温补阳气、理气化湿、增强脾胃的生理功能。长时间坚持，痰湿得除，就能轻松告别小肚腩。

脾胃的阳气不足，就不能把身体内的水代谢出去，而成为痰湿。

痰湿内停，就容易出现大肚腩。化解"痰湿"，要阳气作为动力。因此，除掉大肚腩有一个简单途径，就是养阳，养好一身阳气，轻松除掉大肚腩，可以刺激关元穴和气海穴。

1. 关元穴

关元穴有很多别名，诸如丹田、下纪。说到丹田，很多人可能都听说过。丹田是中医非常重视的一个穴位，诸如练习功法的时候意守的穴位就是丹田，也就是关元穴。关元穴在前正中线上，脐下3寸处。对这个穴位进行刺激，能补阳。

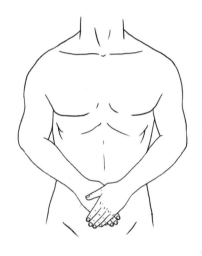

按揉关元穴

根据中医理论，之所以从古至今，医家都非常重视此穴位，不管是按摩还是意守都离不开关元穴，是因为此穴位是元气潜藏之地。元气，也就是先天之本的肾气。肾气中的肾阳也称真火，是一身阳气之根本。肾阳可温煦脾阳，向脾注入火力。刺激关元穴能激发肾气以温煦脾阳，有助于解决脾阳虚导致的水湿不得运化所出现的大肚腩。另外，到了中年还会出现小腹松垮的问题，通过刺激关元穴能发挥阳气的升提作用，也会使小腹更紧致。

2. 气海穴

气海穴也是一个强壮身心的要穴，位于下腹部，前正中线上，当脐中下1.5寸。对于气海穴的保健养生功效，前人有"气海一穴暖全身"的说法。此穴位所在处气足，所以对其进行相应刺激，可温阳益气、化湿理气，还能强正气。刺激气海穴也能助阳，进而达到去脂肪、消水肿、轻松除掉小肚腩的目的。

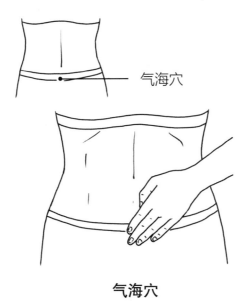

气海穴

助阳减肥课堂

1. 按摩关元穴

仰卧位，用手掌在关元穴上有节律地按摩，循序渐进，注意用力适中，每次按摩以10分钟为宜。

2. 艾灸关元穴

仰卧在床上，暴露关元穴，将艾条点燃后，在距关元穴约3厘米处施灸，每次灸10～15分钟，以灸至局部稍有红晕为度，隔日或 3 日 1 次，每月 10 次为宜。

3. 按摩气海穴

两手相叠，掌心紧贴于气海穴，顺时针按揉 10 分钟，或者是按摩至有热感即可。

4. 艾灸气海穴

将艾条点燃，对准气海穴。艾条与穴位的距离刚开始可保持在 1～2 厘米，随着艾条燃烧的逐渐充分和温度的升高，距离可调整为 2～3 厘米。可隔日艾灸 1 次。

中医名家小讲堂

阳气是决定人生长壮老死的重要条件，所以阳气不能虚。但随着年纪的增长，阳气日渐不足，著名的养生学家窦材所著的《扁鹊心书》中记载："……年四十阳气衰而起居乏；五十体重，耳目不聪明矣；六十阳气大衰，阳萎，九窍不利，上实下虚，涕泣皆出矣。"对于中老年人，即便不是肥胖者，也应适当艾灸关元穴、气海穴来补阳气。

"中脘穴"掌揉，健脾助阳全身瘦

中脘穴位于上腹部，前正中线上，脐上 4 寸处，是任脉与手太阳小肠经、手少阳三焦经、足阳明胃经四条经脉的会聚穴位，具有健脾和胃、补中益气之功。

倘若有消化系统疾病，如腹胀、腹泻、腹痛、反酸等，找中脘穴准没错。现在人们生活改善了，摄入的膏粱厚味多了。虽然食物日益丰盛了，但饮食往往不规律，吃得好、吃得多、吃饭时间不固定成了当下人们生活的常态。尤其是年轻人，更是如此。这些生活习惯最损伤脾胃，还会导致肥胖。

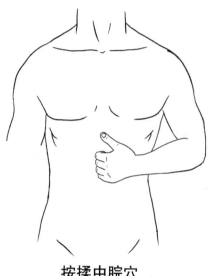

按揉中脘穴

中脘穴位于人体上腹部的前正中线上。这个穴位能促进消化，增强脾胃的动力，起到健脾助阳的功效。长期按揉有助于改善脾胃功能，对脾胃疾病有较好的防治作用。如唐代孙思邈所著的《千金方》中说："中管、承满，主胁下坚痛。"宋代王执中在《针灸资生经》中说："中脘、三阴交，治食不化；霍乱吐泻，须先中脘而后水分可也。"从这些中医经典古籍的论述中，不难看出中脘穴的妙用之处。

脾阳强大，脾运化水湿的动力也就足了。脾能将蕴结于肌肤中经久不去、性黏腻的痰湿运化掉，肌肤清爽，体重减轻。脾阳上升，耳目清明，精神自然跟着好起来。脾阳是动力，也是营养的转化者、输送者，所以脾阳足，不仅能让身体更有劲儿，还能让人气色好，身体棒。

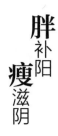

助阳减肥课堂

1.掌揉法

双掌重叠或单掌按压在中脘穴上，顺时针进行按揉，带动皮下的脂肪、肌肉等组织做小范围的环旋运动。每次可以按揉5～10分钟。力度不可过大，以免出现疼痛和恶心。

2.拇指按揉法

以拇指指腹施力，顺时针进行按揉，每次可按揉10～15分钟，应长期坚持。

中医名家小讲堂

增强脾胃功能，防治脾胃疾患，可以利用好"三剑客"，即上脘、中脘和下脘三穴。三穴分别位于脐正上5寸、4寸和2寸。利用好这"三剑客"，可以对脾胃层层保护，让各种脾胃病无法侵入。平时工作累了，或晚上吃完饭看电视时，都可以用手轻轻按摩腹部的上、中、下脘三穴，对养护脾胃有较好效果。身有痰湿邪气者，除了经常按揉外，用热水袋在这三个穴位处进行热敷，也能取得很好的效果。

"足三里穴"常灸，补阳健康瘦

足三里穴是"足阳明胃经"的主要穴位之一，是一个强壮身心的要穴。艾灸足三里穴，有助于调节机体免疫力、增强抗病能力、调理脾胃，进而达到减肥瘦身的功效。

脾胃不能正常消化吸收，体内的气血亏虚，对身体的滋养能力下降。从这点来说，身体实际上是缺少营养的，脾胃是需要补益的。之所以吃点东西就胖起来，一方面是源于所摄入的食物是凉性的，或者是膏粱厚味，摄入后加重脾胃负担，痰湿内生加剧；另一方面是水谷精微对身体的滋养作用下降，正气进一步耗损。正气不足，邪气日旺，身体处于水深火热之中。

肥胖之人，饮食上要清淡、温热，这样做是在养脾胃之气，在不增加脾胃负担的情况下，让正气足起来。除了在饮食上有讲究，还应经常艾灸足三里穴。足三里穴对寒热皆可调，只要是脾胃出现问题了，就去找足三里穴。对此，《黄帝内经·灵枢·五邪》中说："邪在脾胃，则病肌肉痛，阳气有余，阴气不足，则热中善饥；阳气不足，阴气有余，则寒中肠鸣腹痛。阴阳俱有余，若俱不足，则有寒有热。皆调于足三里。"

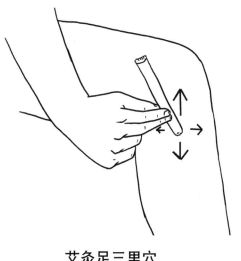

艾灸足三里穴

可见，足三里穴是一个既可以除热，又可以温阳的穴位，不管是脾胃出现何种问题，足三里穴都能解决。对足三里穴进行刺激，能补气生血、补肾益精、强壮身体。脾胃之气足了，气血充实，精神好，身体有劲儿，抵抗能力强。即便是身体肥胖，也不容易患病。

对足三里穴进行艾灸能补气血、强身体，改善肥胖体虚，还能燥化脾湿、生发胃气。脾湿内停是引发肥胖的关键因素，经常对足三里穴进行刺激，就可以将湿除掉，除湿的同时兼养正气，可谓一举两得。不仅除了邪气，还能从根本上解决引发肥胖的关键问题，治标更治本。

总之，对足三里穴进行刺激好处多多，能调节机体免疫力、增强抗病能力、调理脾胃、补中益气、通经活络、疏风化湿、扶正祛邪。用足三里穴减肥，比较有效的方法是艾灸。俗话说："若要安，三里常不干。"这句话的意思即为如果想要身体安康，就要使足三里穴常常保持湿润的状态。

古人经常艾灸足三里穴，并且采用的是瘢痕灸。唐代著名诗人白居易对此还曾写过这样的诗句："至今村女面，烧灼成痕瘢。"所谓的瘢痕灸法，又称化脓灸，其操作方法为以艾炷直接灸灼穴位皮肤，渐致化脓，最后形成瘢痕。唐代医家陈延之在其所著的《小品方》中指出："灸得脓坏，风寒乃出；不坏，则病不除也。"可见，古人认为只有采用瘢痕灸法，风寒邪气才能除，身体才能安。瘢痕灸法虽然有较好的除邪祛病功效，但疼痛感强，患者一般难以忍受，另外操作时应严格消毒，否则容易感染，所以不适宜家庭自疗时使用。

家庭自疗，一般可采用温和灸的方法。当然，也可以经常对此穴位进行按摩，疗效也甚佳。总之，要瘦身，要健康，要长寿，就要利用好足三里穴。

"胃中寒，心腹胀满，胃气不足，闻食臭肠鸣，腹痛食不化，此穴诸病皆治，及疗食气水气，蛊毒痃癖，四肢肿满，膝酸痛，目不明，五劳七伤，胸中瘀血，乳痛"。以上是宋代刘真人所著的医书《针灸神书大成》里面对这个穴位作用的论述。

艾灸足三里穴减肥课堂

1. 直接艾灸

足三里穴在小腿前外侧，当膝眼下 3 寸，距胫骨前缘一横指。将艾条点燃，距穴位 3 厘米处施灸，局部有温热舒适感，固定不动，每次艾灸 10 ~ 15 分钟，隔日艾灸 1 次。

2. 雀啄灸

施灸时，将艾条点燃的一端对准足三里穴，一上一下活动地悬灸。另外也可均匀地上下或左右移动或反复旋转施灸。

中医名家小讲堂

灸疗可温阳补虚，灸足三里穴可使脾胃气常盛，有助于减肥瘦身。虽然艾灸足三里穴有较好功效，但艾灸过程中注意不要烫伤。倘若烫伤，产生灸疮，一定不要把疮搞破，以防感染。如果已经破溃感染，要及时使用消炎药。

"肾俞穴"常拔，补足"先天"，身材更显年轻态

肾虚也可以导致肥胖，所以肾虚者、中老年人要重视补肾，预防肾虚的发生。防范肾虚、远离肥胖可以常拔"肾俞穴"，以补元气，使肾不亏。

有些人出生的时候并不胖，身材比较好，但是后来体形却越来越臃肿。尤其是中年人，将军肚凸起，身上的赘肉越来越多。他们自嘲发福了，但实际上这却不是福气，往往是肾虚的表现。

肾阳也称为真阳，是一身阳气之根本所在。肾阳不足则人体各项功能衰退，进而导致代谢失常，这是肾阳虚导致肥胖的第一个因素。肾阳对各个脏腑有温煦作用，对各个脏腑的阳气有滋生作用。肾阳不足，不足以助脾阳，痰湿内停，瘀结于肢体肌肤，引发肥胖，这是肾阳虚导致肥胖的第二个因素。这即是中医所讲："寒则凝，凝则聚，聚则肥。"

津液内停，成为痰饮，会引发肥胖，而肾主水，一旦肾主水的功能异常，也会引发肥胖。如《黄帝内经·素问·逆调论》中说："肾者水脏，主津液。"肾阳虚，水湿运化无权，加重体内湿浊，瘀脂泛于皮肤自然就会肥胖。

肾中精气足，肌肤白净，容貌姣好；一旦肾中精气虚衰，容貌、脏腑都会走下坡路。肾精不足会导致肾阳虚弱，引发肥胖，加速衰老，导致疾病，所以需要补先天不足，助后天身体安康。补先天不足，可以经常刺激肾俞穴。肾俞穴是脏腑精气输入腰背部的穴位，与脏腑功能有密切关系。明代著名医家张介宾在《类经》中说"十二俞皆通于脏气"。

肾俞穴是补穴，是调节脏腑功能、振奋人体正气的要穴，所以用好肾俞穴可增强相应脏腑的生理功能，防治脏腑疾患，诸如耳聋、耳鸣、久咳、哮喘，以及男性阳痿、早泄、遗精、不育，女性月经病、不孕、子宫脱垂等。

肾俞穴位于腰部，第 2 腰椎棘突下，旁开 1.5 寸。该穴可以激发肾的功能，对其进行刺激可以补充肾中元气，进而燃脂瘦身，祛除疾病。对于腰痛也有显著的改善作用。现代人出于工作需要，经常坐着，这样腰部容易僵硬，气血容易瘀滞，引发腰痛。腰为肾之府，腰出现问题也可以导致肾虚。建议上班族经常按摩一下肾俞穴，达到强腰强肾的目的。

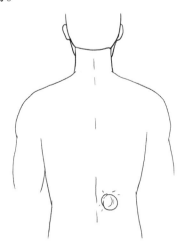

在肾俞穴上拔罐

在肾俞穴上拔罐能促进血液循环，激发精气，调理气血，补充肾阳，进而达到减肥的目的。有人认为，拔罐的时间越长，瘀青越严重越好，实际上如果火罐吸附力过大，拔罐的时间过长，容易损伤肌肤，是不可取的。拔罐要以不损伤皮肤为度。另外还要注意，妊娠女性的腹部和腰骶部禁用拔罐；儿童的皮肤比较娇嫩，拔罐时间不宜过长；过度疲劳、饥饿、大渴、醉酒的情况下不适合拔罐；皮肤有炎症或是溃破、有出血倾向疾病的患者不宜拔罐；拔罐的房间温度要适宜；拔罐后要适当休息。

对肾俞穴进行按摩或者敲打，也具有较好的补肾作用。这里教给大家一种补肾功法，这种功法不但有助于舒展形体，还充分利用了肾俞穴的补肾作用。放松站立，双脚与肩同宽；两臂平举，然后缓缓向上抬起至头顶上方，掌心朝上，向上作托举状。在这个过程中可以充分吸气，稍作停顿后，两手臂侧平举，呼气。保持均匀自然的呼吸，将双手移到身后握拳，击打两侧的肾俞穴，共 30 下。击打后，恢复站姿，全身放松。

助阳减肥课堂

肾俞穴拔罐

穴位及周围皮肤消毒后，用闪火法在穴位上拔罐，留罐 10～15 分钟，每日 1 次。拔罐后要注意保暖，适当休息。

中医名家小讲堂

冬天万物封藏，与肾气相应，所以冬天要重视养肾气。至于冬天如何养肾气，唐代医家孙思邈说："冬欲早卧晏起，皆益人。凡冬月忽有大热之时，夏月忽有大凉之时，皆勿受之。人有患天行时气者，皆由犯此也，即须调气息，使寒热平和，则免患也。每当腊日，勿歌舞，犯者必凶。"可见，冬天养肾气的关键举措为避寒就温。所以冬天要注意保暖，防止肾阳受损，虚寒内生，寒凝而肥。

第五章

胖人有难言之隐，补阳让胖人瘦身与健康双丰收

胖人不敢吃不敢喝，经常担心体重会继续上升，也担心富贵病的发生，这些担忧经常使胖人心神不宁。对于阳虚的胖人来说，与其担忧不已，不如积极行动起来，将一身阳气补足，这样不但身材好，免疫能力强，疾病也不容易找上自己，真是一件两全其美的好事。

湿热便溏，"薏米赤豆汤"补阳除湿

薏米赤豆汤可除湿热，养护脾胃，改善湿热困脾导致的各种不适。湿热一除，阳气得充，确是一道食疗佳品。

◇◇◇◇◇◇◇◇◇◇◇◇◇◇◇◇◇◇◇◇◇◇◇◇◇◇◇◇◇◇◇◇◇◇◇◇◇

便溏、头重如裹都是体内有湿的典型症状。如果湿邪严重，还会出现大筋萎缩变短，小筋松弛变长，导致肌肉痿弱无力，影响其正常功能。时间长了，还会导致阳气衰竭，从这点来看除湿实际上就是补阳。

对于体形肥胖、大腹便便之人来说，身体不舒爽，精神不佳，

不利于日常生活的进行。所以，不管是为了减肥，还是为了健康，都有必要除湿。中医除湿有三种方法——芳香化湿、清热燥湿和利水渗湿。

中医除湿法

方法	相关介绍	主要症状	常用中药
芳香化湿	倘若湿邪在上焦（从咽喉至胸膈部分）或在表，可以用气味芳香、性偏温燥的中药来疏表化湿。疏表指疏解表邪，又称汗法、解表法。芳香能助脾健运，燥可以去湿，故有芳香化湿、辟秽除浊的作用	头重而胀、肢体沉重疼痛、口中黏腻、不口渴、苔白腻等	苍术、厚朴、藿香、砂仁、草豆蔻、佩兰、扁豆花等
清热燥湿	用苦寒的中药祛除体内湿热邪气的方法。苦能燥湿，寒能清热，用于湿热内蕴或湿邪化热的证候，可用于湿阻中焦、脾胃不和所致的病症	心烦口苦、小便短赤、泄泻、痢疾、黄疸、关节肿痛	黄连、黄芩、黄柏、泽泻、车前子、车前草、冬瓜皮、茵陈蒿、赤小豆等
利水渗湿	用能渗利水湿、通利小便的一类药物来除湿，有利水消肿、利尿通淋、利湿退黄等功效。湿与热所致的各种湿热证也可用利水渗湿药治疗。部分药物还兼有健脾止泻、行滞通乳、清热逐痹等作用	水肿、便溏等	茯苓、猪苓、薏苡仁、蟋蟀等

以上这三种方法是除湿的常用方法。湿重则宜利湿，热重还要兼顾清热。对于体虚肥胖者，倘若有水肿、便溏、腹胀、纳呆、发热、

身重等，则表明湿热重，这种情况下可经常用薏米赤豆汤进行食疗。这道汤饮利水清热兼顾，对付湿热邪气毫不留情。

1. 薏米

薏米（也叫薏苡仁）是常见的药食两用之品。对于薏米良好的保健养生功效，桂林地区有首民谣这样唱道："薏米胜过灵芝草，药用营养价值高，常吃可以延年寿，返老还童立功劳。"

生薏苡仁长于利水渗湿，常用于治疗湿邪内停导致的小便不利、水肿、脚气等症。因其偏于寒凉，所以也能清热，但主要功效为利水。生薏苡仁经过炮制后有一般有两种，即炒薏苡仁和麸炒薏苡仁。

炒薏苡仁是取净薏苡仁用小火炒，至微黄色、鼓起时取出，放凉即可。炒薏苡仁略有焦斑，微香。麸炒薏苡仁即锅热后先撒入麦麸（小麦磨面过箩后剩下的种皮，亦称"麸皮"），加热到冒烟时，加入薏苡仁，炒至表面呈黄色、鼓起时取出，筛去麦麸后放凉即可。其中麦麸用量为薏苡仁的十分之一。用麦麸炒出的薏苡仁略有香气。

生薏苡仁经过炮制后，有了香气，能疏肝解郁，比较适合肝郁不舒、脾胃不和的人用于调理。相对于生薏苡仁，炒薏苡仁除湿功效更强，而麸炒薏苡仁更偏重于健脾。如果是脾胃不好，总是吃不下东西，或者是吃点食物就腹胀，就需要重点健运脾气，用麸炒薏苡仁即可。

2. 赤豆

赤豆又称红豆，中药名为"赤小豆"，不仅是美味可口的食物，而且是医家治病的妙药。中医理论认为赤小豆善于清热利水。赤小豆为红色，根据中医五行理论，红色入心，因此它还能补心。现代人精神压力大，心气虚，脾虚湿盛，所以有必要心脾兼顾。补心、健脾胃、除湿热，非赤豆莫属。

除食疗方外，其他防湿除湿措施也很重要。尤其是夏季，要做好各方面的防湿热措施。诸如经常开窗通气，不要穿湿衣，运动出汗要及时擦干，房间里面可以放些栀子花、茉莉花，利用芳香化浊除湿等。另外，夏天不要多吃生冷、油腻、过甜或味过重的食物，以防体内湿气加重。

助阳减肥课堂

薏米赤豆汤

配料：薏米（炒）和赤豆各一小把。

制作方法：薏米淘洗干净；赤豆洗净；薏米和赤豆放到砂锅中，加适量清水，大火烧开，转小火熬10分钟，关火，焖30分钟；再开火，煮至锅中水再次沸腾后，最后煮3分钟，关火焖30分钟即可；将汤滤出当水喝。

提示：赤豆、薏米等需要提前浸泡。

功效：除湿热。

中医名家小讲堂

此汤可利尿，尿多者不宜多吃。另外，体瘦的人不要经常食用。在煮此汤饮的时候，如果要放糖宜少放，减少热量摄入。糖最好用红糖。

爱出汗，"大枣黄芪汤"补阳固表止虚汗

爱出汗与卫阳虚有关，调理时应补脾胃之气，以此来实卫阳。实卫阳可经常喝点"大枣黄芪汤"，有较好的补阳固表功效。

◇◇

出汗是一种正常的生理现象，有调节人体体温的作用，同时还有助于身体毒素的排出。正常的情况下，适当出汗是有益于身体健康的。这也是运动后出了一身汗，身体不会出现不适，甚至感到清爽的原因所在。

但经常大汗淋漓，甚至出虚汗，则是身体有恙的表现。这里要说一下出虚汗和盗汗的区别。体质虚弱的人或慢性疾病患者，在安静状态下，无原因在全身或局部出汗，甚至大汗淋漓，就是中医所说的出"虚汗"。中医所说的盗汗是以入睡后汗出异常，醒后汗泄即止的症状。盗汗严重时，患者还会出现潮热、五心烦热、头晕、消瘦、疲乏不堪等症状。不管是出"虚汗"还是盗汗，都不利于身体健康。

中医认为汗也是身体里面的津液，诸如《黄帝内经·素问·宣明五气》中说："五脏化液，心为汗。"明代著名医家张介宾所著的《类经》中说："心主血，汗者血之余。"

适当出汗能清热，除寒湿邪气，但经常出汗将导致精气耗伤，出现精神倦怠、脸色苍白、四肢乏力、不思饮食、容易感冒、失眠多梦等症。对于小孩子来说，如果经常出汗，还会影响身体发育，甚至智力迟缓。所以，不管是孩子还是成人，倘若出虚汗或者是盗汗都要及时进行调理，以防恶化。

有些人之所以经常出虚汗，系卫气不固所导致。中医理论认为，

57

卫气由饮食水谷所化生，能够温煦皮肤、腠理、肌肉，护卫肌表，防止外邪入侵。

中医理论认为，人出虚汗，原因在于卫气虚，中医称为卫气不固，也称为表气不固。根据中医"虚则补之"的法则，解决出虚汗问题，关键是补卫气，以此达到益气养阴、固表止汗的目的。当然，这种方法不仅适用于出虚汗，也适用于盗汗。不过在治疗盗汗时，除了要补卫气，还应兼顾滋阴。卫气虚可用"大枣黄芪汤"来调理。

中药黄芪是补气佳品，可温养脾胃，对中气不振、脾土虚弱、清气下陷者最宜。另外，黄芪能补三焦，实卫气，不令虚汗出。黄芪不仅能够有效改善脾胃虚弱、气短乏力等症，还能提高人体免疫力，增强抗病能力。

黄芪用于固表，一般常和大枣搭配。大枣一方面能够缓和黄芪药性，保护脾胃不受伤害；另一方面大枣也可补气血、滋补脾胃，黄芪和大枣并用还有助于加强补中气、实卫气的功效，显著增强免疫力。

助阳减肥课堂

大枣黄芪汤

配料：黄芪、大枣各 15 克。

制作方法：黄芪洗净；大枣洗净；黄芪和大枣放到砂锅中，加适量清水，大火烧开，转小火熬 1 小时，食枣喝汤，每日 1 剂。

提示：为了让大枣的营养充分释放出来，可以将大枣拍碎熬汤。

功效：固表止汗，补阳。

大枣被视为良好的滋补品，具有益心润肺、和脾健胃、益气生津、补血养颜诸多功效，身体虚弱者可常食。《本草纲目》载："枣味甘性温，……甘能补中，温能益气。"经常食用大枣，对于脾胃虚弱、气虚不足导致的面色萎黄、失眠、倦怠乏力等都有较好的改善作用。

"萝卜羊肉汤"搭配得当，补阳消脂不上火

萝卜是老百姓的家常保健品。萝卜本身性寒，但与其他具有温热性质的食物搭配，不仅能除邪，助脾胃消化，同时还能助阳。

萝卜，民间也将其称为"土人参"，可以看出萝卜的保健养生功效同样不可小视。

对于萝卜的保健养生功效，元代诗人曾写过这样的诗句："熟食甘似芋，生吃脆如梨。老病消凝滞，奇功真品题。"明代著名的医学家李时珍对萝卜也是十分推崇的，这位养生大家甚至主张每餐必食萝卜，其在《本草纲目》中提到，萝卜能"大下气、消谷和中、去邪热气"。从《本草纲目》的论述中不难看出，萝卜能下气，能除邪热之气。

平时人们比较忙碌，也没有太多时间关注饮食，不过到了节假日则大吃大喝，导致脾胃很受伤，于是出现腹胀、腹痛等问题。这一方面是因为吃得太油腻，食物得不到很好的消化，郁积胃中，生

出邪热之气，从而引发胃痛。另一方面，脾胃是相互合作的，其中脾气主升，将水谷精微布散到身体各处，从而发挥滋养作用；胃气主降，进而促进经消化吸收之后的糟粕向下循行。若是饮食不节，必将导致脾胃升降功能失常，脾气不升，胃气不降，脾胃之气郁结，就会腹胀、腹痛。

一方面萝卜性寒能除胃热，另一方面萝卜能顺气，从而有助于解决腹胀的问题。可见，萝卜确实是一味佳蔬。也正是因为如此，老百姓的饮食中经常不离萝卜，甚至还有"冬吃萝卜夏吃姜，一年四季保安康""吃着萝卜喝着茶，气得大夫满街爬""萝卜进城，医生关门"这样的谚语。

节日期间少不了大鱼大肉，油腻食物吃多了，脾胃不好，消化系统疾病自然找上门来，这种状况下不妨也将萝卜请上餐桌，将萝卜切成丝，放点醋和白糖，爽口又安身，胃胀、胃痛、便秘这些问题就可以迎刃而解。萝卜能解油腻、顺气、除身体中的毒素，常吃萝卜还可降低血脂，软化血管，稳定血压，预防冠心病、动脉硬化等疾病。此外，萝卜还有一个非常重要作用，即化痰，痰多的人也可以适当吃点萝卜来调理。

助阳减肥课堂

萝卜羊肉汤

配料：萝卜 1000 克，羊肉 500 克，盐、胡椒粉、生姜、料酒各适量。

制作方法：羊肉洗净，去筋膜，切块，用开水焯一下；萝卜去皮，洗净，切块；生姜去皮，洗净，切片；将准备好的羊肉、萝卜、生姜放到砂锅中，加适量清水，大火烧开，加适量料酒，转小火炖到羊肉烂熟，加适量盐和胡椒粉调味即可食用。

提示：羊肉事先用开水焯一下，以去腥臊味。

功效：助阳补精。

萝卜炒韭菜

配料：萝卜、韭菜、盐、植物油各适量。

制作方法：韭菜洗净，切段；萝卜去皮，洗净，切丝；坐锅点火，锅热后放入适量植物油，油热后放入萝卜丝，煸炒片刻后放入韭菜，炒片刻加适量盐调味即可食用。

提示：韭菜有"起阳草"的美誉，有较好补阳功效，最适合春天食用。

功效：助阳补精。

中医名家小讲堂

食用萝卜能助消化，还能除邪气，深受老百姓的青睐。不过萝卜有顺气作用，所以在服用人参、西洋参、阿胶等补气血的药物时，不要同时吃萝卜，以免影响药效发挥，起不到补益作用。

打呼噜，"花椒水"让呼噜减轻

阳气不足，气的宣发和肃降作用失常，就容易打呼噜。对于感受寒邪所导致的打呼噜，可以喝点花椒水来调理。

很多人对打呼噜往往不以为然，有些人甚至还认为打呼噜是睡眠好的表现，实际上打呼噜并不是睡得香，而是身体不健康的表现。打呼噜还可能诱发疾病的发生，诸如高血压、心律失常、心肌梗死、心绞痛等。有些人在睡觉的时候去世，往往就与此有关系。所以对于打呼噜不要掉以轻心。

打呼噜的原因很多，一种原因是肺寒。外感风寒邪气或者经常摄入寒凉食物就容易导致肺寒。对此，《黄帝内经·素问·咳论》这样写道："其寒饮食入胃，从肺脉上至于肺则肺寒，肺寒则外内合，邪因而客之，则为肺咳。"感受寒邪后，患者最容易出现咳嗽、打呼噜的症状。

肺主一身之气的宣发和肃降，只有肺的生理功能正常，一身之气才能各行其道，正常运行。若是寒邪克肺，影响了气的宣发和肃降，导致肺气失宣，气机不畅，就容易诱发咳嗽、打呼噜。

寒邪克肺所引发的打呼噜，一般还会有痰色白清稀、形寒肢冷、咳嗽胸痛、喘促、面色青白等症状。根据这些典型症状，患者可以自行判断打呼噜是否由寒邪所导致。若是由寒邪所引发，可以采取以下措施除邪、助肺宣发。

1. 少吃寒性食物

寒性食物滋阴降火，阴虚火气大的人食用大有裨益。但若是身体里面的寒气比较重，再食用寒冷食物，必将导致寒气加重。常见的寒性食物有空心菜、蒲公英、马齿苋、苦菜、桑葚、甘蔗、梨、西瓜等。

2. 适当喝点花椒水

花椒不仅是常用的调味料，也是一味除寒中药。对于花椒的功效，《本草纲目》记载："散寒除湿，解郁结，消宿食，通三焦，温脾胃，补右肾命门，杀蛔虫，止泄泻。"花椒水能除寒，客于肺中的寒气得去，自然也就不会再打呼噜了。

寒邪客肺，往往会生痰。中医认为："脾为生痰之源，肺为储痰之器。"身体里面有痰与脾胃和肺关系很大。痰容易阻塞气的宣发和肃降，从而导致打呼噜。为此，除寒的同时也要注意除痰饮，两方面着手效果更好。除痰饮可以用陈皮。

陈皮不仅能使菜肴去腥添鲜，令甜品分外芳香，还有理气、健脾、燥湿、化痰等作用。感受寒邪后，脾胃虚弱，食欲缺乏。这种情况下，用点陈皮是比较有好处的。陈皮有健脾开胃作用，可增强脾胃的生理功能，进而增强身体的免疫能力，让身体正气足，也有助于除寒。

除寒除痰饮，可以将花椒与陈皮共用，诸如可以用陈皮、花椒炖牛肉、羊肉等食用。

3. 经常用花椒水泡脚

如果你接受不了花椒的味道，可以用花椒水泡脚，这也是一个不错的除寒举措。脚位于身体的最下方，一般寒气都是从脚底侵入，所以泡脚是很有必要的。脚部穴位比较多，泡脚能舒筋活血、缓解疲劳。可以事先煮点花椒水，等其变温后，用其泡脚，水若是变凉了，可以不断往里面添一些热的花椒水，泡到微微出汗就可以了。除了花椒外，干姜、桂枝同样有除寒作用，联合使用对于寒邪客肺导致的打呼噜疗效甚好。

4. 揉揉大椎穴

泡脚的同时，手不要闲着，可以搓搓大椎穴，能发散风寒。大椎穴在后正中线上，第7颈椎棘突下凹陷中。大椎穴是阳气聚集之所，有振奋阳气、抗御外邪的作用。可以用手指按揉大椎穴，也可以搓揉，都能补阳。

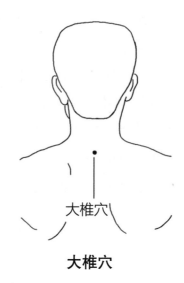

大椎穴

寒邪客肺可导致打呼噜，另外脾胃功能失调也是打呼噜的主要原因之一。脾能运化水湿，脾胃功能失调，脾不能及时将水湿运化出去，就会形成痰饮。痰浊内生，阻滞气机，睡觉时就容易打呼噜。为此经常打呼噜者要注意少吃膏粱厚味，以养脾胃。

金代李杲在其所撰写的《脾胃论》中这样写道："能食而肥……油腻，厚味，滋生痰涎。"痰湿不仅会导致气的宣发、肃降失常，晚上睡觉的时候呼噜不断，也会导致体态臃肿。所以要想睡眠好、身材好，前提是脾胃的功能得好。饮食上要适当清淡，少食用生冷食物，避寒就温。

助阳减肥课堂

花椒水

配料：花椒 10 粒。

制作方法：将花椒洗净，放到杯子中，加适量开水，浸泡一会儿饮用。

提示：冲泡花椒水的时候要盖上杯盖，防止有效成分挥发出去。

功效：对防治打呼噜有效。

狗肉陈皮花椒汤

配料：狗肉 250 克，黑豆 30 克，花椒 6 克，陈皮 3 克，生姜、黄酒、盐、植物油各适量。

制作方法：狗肉洗净，切块，用开水焯一下；坐锅点火，锅热后，放入适量植物油，油热后将狗肉放到锅中煸炒一下，取出；黑豆提前用水浸泡一晚上，洗净；陈皮、花椒洗净；生姜去皮，洗净，切片；将准备好的原料都放到砂锅中，加适量清水，大火烧开，烹入黄酒，改转小火煲 2 小时左右，加入适量盐调味即可食用。

提示：狗肉要提前用开水焯一下，以去腥臊味。

功效：补阳，可以预防打呼噜。

中医名家小讲堂

除了身体方面的原因外，枕头不适也可以导致打呼噜，为此要选择适合的枕头。枕头不宜太软也不要太硬，也不可过高，一般以一个半拳头的高度为好。

不孕，辨证用药补阳，还你幸福人生

阳气是身体健康之本，也决定了孕力的强弱。若想顺利孕育，阳气是不能虚的。若是阳气不足，必须补阳。

阳虚是不孕的诱因之一。阳气有温煦作用，相当于身体当中的小太阳。阳气能温煦身体，让身体温暖有加，也能温煦脏腑，保证脏腑的生理功能正常。

我们都知道，种子种到田地后，需要阳光的温煦，才能苗壮成长。同样的道理，男女生殖之精相遇后，也需要阳气源源不断提供热量。若是子宫热量不足（宫寒），自然就不容易受孕。一般宫寒的女性还会有手脚冰凉、精神不振、性欲低下、痛经、小腹冷痛、白带清稀等诸多问题。

肾为先天之本，脾为后天之本。脾胃和肾都是决定女性能否顺利孕育的关键脏腑。若是身体里面的寒气重，导致肾气虚或者脾胃虚，都将影响到一身气血的状况。气血是身体健康的物质基础，气血足孕力也就比较强大，自然容易顺利孕育。若是肾和脾胃的功能均不佳，阴阳气血失调，受孕自然就有了难度。

另外，阳气能推动津液、血的循行。若是身体中的阳气不足，推动力下降，会导致水液内停，成为痰饮，还会导致血瘀，痰饮和瘀血都会影响受孕。可见，一身阳气充盈是受孕的关键所在。

阳气虚的女性需要补阳来提高孕力。补阳不仅能提高孕力，还能增强身体的免疫能力，预防疾病的发生。这是因为阳气具有防御作用，身体里面的阳气足，外邪就不易侵犯人体而致病。对此，《黄帝内经·素问·刺法论》中有"正气存内，邪不可干"的理论。只要一身阳气充足，外界邪气则难以侵犯人体。正因为阳气的这些作用，可以说，"阳气"越充足，身体健康状况越好，孕力越强；阳气不足，则身体虚弱，孕力下降，甚至导致不孕。

阳气不足的人可用中药进行调理，补阳药又称助阳药或壮阳药，能够扶助人体的阳气，促进机体的免疫功能，增强身体的抗病能力。常用的补阳药有以下几种。

常用补阳中药及其作用

补阳中药	作用
肉桂	肉桂是一种常用的调味料，也是常用的助阳中药。肉桂药用能补火助阳，引火归原。对于命门火衰导致的阳痿、宫冷、心腹冷痛、虚寒吐泻、闭经、痛经均有疗效
干姜	姜既是生活中离不了的调味品，也是一味壮阳之物。干姜有温中散寒、回阳通脉、燥湿消痰的功效，阳虚的人不妨在饮食中来点干姜
肉苁蓉	肉苁蓉是一种寄生植物，也是使用频度最高的壮阳药物之一。对于肉苁蓉的功效，《本草拾遗》中曾记载："肉苁蓉三钱，三煎一制，热饮服之，阳物终身不衰。"正因肉苁蓉具有较好的补肾壮阳作用，所以民间也流传着"宁要苁蓉一筐，不要金玉满床"的谚语。肉苁蓉能补肾阳、益精血，对于肾阳虚导致的阳痿、不孕、腰膝酸软、筋骨无力都有改善作用
海马	海马因头部酷似马头而得名，但实际上海马是一种鱼类。海马是一种名贵中药，具有强身健体、补肾壮阳、舒筋活络的功用，对于阳虚导致的阳痿、精少、宫寒不孕，腰膝酸软、尿频、喘息短气皆有效
韭菜籽	韭菜籽可谓是一种最廉价的助阳之品，有补肝肾、暖腰膝、壮阳、固精之功用。对女性白带异常及男性梦遗、阳痿、遗精均有功效
核桃仁	核桃仁为核桃科植物核桃的干燥成熟种子。核桃仁甘温质润，温而不燥，补阳功效和缓，最适合阳虚的人用于食疗。经常食用，对于阳虚导致的头晕耳鸣、须发早白、腰膝酸痛等都有改善作用。老年人不妨经常吃点核桃仁，不仅能补阳气之不足，还能健脑
淫羊藿	淫羊藿是常用的补阳中药，对于阳虚导致的阳痿、遗精早泄、精冷不育、腰膝酸软、风湿痹痛等都有一定疗效。比较适合阳痿、宫冷不孕人群

不孕若是阳虚导致的，自然就要补阳，不过用药膳补阳要长期坚持才能有一定的效果。

助阳减肥课堂

核桃粥

配料：核桃仁 15 克，大枣（去核）20 粒，花生 30 克，糯米 50 克。

制作方法：糯米洗净；花生、大枣洗净；糯米放入砂锅，加适量清水，大火烧开，放入花生、大枣、核桃仁，煮到烂熟即可食用。

提示：核桃仁是补阳的，花生、大枣补气又补血，所以这道食疗方虽然简单，但却气血双补，有较好的滋补功效。

功效：补阳，补血。

韭菜籽粥

配料：韭菜籽 10 克，粳米 50 克。

制作方法：韭菜籽洗净，炒熟；粳米淘洗干净，将粳米放到砂锅中，加适量清水，大火烧开，转小火将韭菜籽倒入，煮到粳米烂熟即可食用。

提示：韭菜籽价廉又能壮阳，阳虚的患者不妨经常用其煮粥食用。

功效：壮阳固精，温暖腰膝。

中医名家小讲堂

引起不孕的原因有多种，一定要找到原因。一般来说，如是阳虚所致，患者一般有神疲乏力、精神不振、活力低下、易疲劳、畏寒怕冷、四肢发凉、身体发沉、腰膝酸痛等诸多症状。若是肾阳虚所致，患者还有五更泄泻。若是有这些阳虚的症状，不妨用补阳中药调理。

黄色的食物能助脾气以除湿

黄色食物具有较好的滋补脾胃的作用，可以增强脾运化水湿的功能，从而达到减肥瘦身的功效。

黄色入脾，黄色食物包括一系列由橙到黄的食物，有补脾益气、理气通窍的功效，比较适合脾气虚弱者。脾胃虚弱者的典型症状有大便溏泻、饮食减少、食后脘闷不舒、面色萎黄、神疲倦怠。还有的人气力不足，这也是典型的脾胃虚弱症状。

女性生完孩子，几乎都要吃些小米粥。小米即是一种黄色食物。之所以要吃点儿小米粥，是因为女性生完孩子后，气血耗损得严重，脏腑比较虚弱，小米粥可以使脾胃气血化生的功能强大起来。这样，产妇的免疫能力就会增强，身体状况也会逐渐好转起来。

总之，身体虚弱的人、脾胃虚弱的人都可以吃点黄色食物。

而运化水湿是脾胃非常重要的生理功能之一，脾胃受邪主要也是水湿邪气。水湿不能正常运化，痰湿淤积，则体胖、身重体倦、精神乏力。这是因为痰湿具有黏腻不爽之性。所以，多吃些黄色食物能助脾气，增强脾胃对水湿的运化最用，从而达到减肥瘦身的功效。

现代医学认为，黄色食物中富含维生素和矿物质，可以增强身体

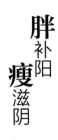

的免疫能力。另外，大多数黄色食物含有天然色素胡萝卜素，此种物质有防病、防辐射和延缓肌肤老化等多种功效。另外，此种物质还有助于保护视力。眼睛不好的高脂血症患者也不妨适当吃点黄色食物。

这里要特别说明一点，黄米也是黄色食材，但黄米比较黏，脾胃不容易消化，要少吃。

助阳减肥课堂

大枣小米粥

配料：小米 50 克，大枣 2 枚。

制作方法：小米淘洗干净，放入砂锅中；大枣去核，撕小块，放到小米中，加适量清水，大火煮沸，转小火熬到烂熟即可食用。

提示：熬粥的时候可多加些水，防止煳锅。

功效：补益脾胃之气。

南瓜羹

配料：南瓜 100 克，牛奶 250 毫升。

制作方法：南瓜去皮，洗净，蒸熟；将蒸熟的南瓜捣碎，或者用搅拌机打碎，等其变凉后，倒入牛奶，搅拌均匀，即可食用。

提示：也可以加一些冰糖，口感更好。

功效：补益脾胃之气。

荷叶粥，能让胖人的身体更舒服

荷叶粥，由荷叶和粳米一起熬煮而成，具有降脂、瘦身功效，比较适合身体肥胖的人食用。

前面说了，脾运化水湿，而用荷叶进行食疗，就可以健脾升阳，增强运化水湿的效果，能够让胖人的身体清爽起来。

中医认为荷叶能健脾升阳，除湿去痰。脾胃阳气得升，脾胃功能强大起来，痰湿没有了，肥胖和血脂居高不下的问题都会得以解决。对此，古代医学著作里面也有这样的相关论述，诸如："荷叶服之，令人瘦劣，故单服可以消阳水浮肿之气。"

荷叶药膳比较适合身体肥胖或者是平素有痰、身体某部位水肿的患者。用荷叶进行食疗，除了可熬荷叶粥外，还有一个比较简单的方法，即用荷叶泡茶饮用。方法比较简单，只需要准备干荷叶 60 克，用开水冲泡就可以了。痰湿比较重的话，也可以在里面放点陈皮，一般 5 克左右就可以了。

助阳减肥课堂

荷叶粥

配料：新鲜荷叶 1 张，粳米 100 克，冰糖适量。

制作方法：将新鲜荷叶洗净，放入砂锅，加适量清水，大火煮沸，小火再煮 10 分钟。如果没有新鲜荷叶，可用干荷叶代替。干荷叶的用量为 50 克左右。荷叶水煮好后，去荷叶；将粳米淘洗干净，放入砂锅中，再加入适量清水，大火煮沸，小火熬到粳米烂熟，再加入适量的冰糖调味即可食用了。

提示：也可以加一些冰糖，口感更好。

功效：除湿减肥。

荷叶茶

配料：荷叶 1 小张，枸杞子 10 粒，干山楂 5 片，玫瑰花 2 朵，决明子 3 克。

制作方法: 将几种食材清洗干净后,放入带盖茶壶中,冲入沸水,加盖闷泡 3 ~ 5 分钟即可倒出饮用。

提示: 此茶如果放冰箱冷藏一下会更可口,因为趁热饮时,会有山楂微酸的味道,凉后口感会好得多。

功效: 滋补肝肾,调和肝脾,通经活络,降脂减肥。

中医名家小讲堂

荷叶利水除湿作用比较强,不适合长久食疗。另外,身体瘦弱的人不宜,以防身体更加瘦弱。

淡菜粥,肝阳肾阳双补,减肥更有效

淡菜能助肾阳、益肝气。阳气充足,膏脂、痰湿得以运化,就能有效控制体重,让身体轻盈起来。

◇◇

若是肾阳不足,则膏脂内蕴,身体发胖。肾阳不足,需要从补阳着手,才能从根本上解决身体肥胖的问题。温肾助阳不妨食用淡菜粥。淡菜粥不但能补肾阳,还能助脾阳,可以起到助阳减肥的疗效。

淡菜其实并不是蔬菜,而是一种贻贝科动物的贝肉制成品,属于海产品。中医认为淡菜性温,味咸,归肝、肾经,有温肾助阳的功效。对此,中医里面有这样的论述:"煮熟食之,能补五脏,益阳事,理腰脚气。"

用淡菜进行食疗,除了淡菜粥外,淡菜炒韭菜也是不错的食疗方子,两者搭配食用,助阳的效果更好。只要准备韭菜 60 克,淡菜(干)30 克,味精、盐、植物油各适量即可。将韭菜洗净,切段;淡菜用清水浸泡一会，洗净；坐锅点火，锅热后，放入适量的植物油，油热后放入淡菜，煸炒出香味后，投入韭菜段，放入盐、味精调味即可食用。

助阳减肥课堂

淡菜粥

配料：淡菜 50 克，粳米 100 克。

制作方法：淡菜用清水浸泡一会儿，洗净，放入砂锅，加适量清水，大火煮沸，小火煮 20 分钟，去淡菜；粳米淘洗干净，放入砂锅中，大火煮沸，小火煮到米烂熟即可食用。

提示：在熬煮时，还可以加入切粒的松花蛋，可以增强平肝、明目的效果。此粥每天食用 1 ~ 2 次，可以连续食用 1 周。

功效：补肝肾，益精血，助肾阳，消瘿瘤。

淡菜豆腐汤

配料：豆腐 200 克，淡菜（干）50 克，葱、姜、盐各适量。

制作方法：将豆腐洗净后，切成 1 厘米大小的方丁；葱、姜切末；淡菜事先用温水浸泡，洗净后，放入锅中，加水适量煮沸，然后加入豆腐，再次煮沸后，撒入葱末、姜末，最后加入盐调味即可。

提示：有咳嗽症状的患者不宜食用淡菜。

功效：补肝肾，益精血，健脾气。

----- 中医名家小讲堂 -----

　　淡菜不仅可以助阳，还因为其中含有大量的碘，是甲状腺功能亢进患者的理想保健食品，且因为所含脂肪里不饱和脂肪酸较多，所以有降低胆固醇的作用。

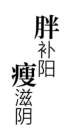

洋葱，健胃又化痰，常吃阳气足

身体有痰湿是导致身体发胖一个主要原因，洋葱能化痰，所以有降脂减肥的功效，阳虚体胖可适当食用。

◇◇◇◇◇◇◇◇◇◇◇◇◇◇◇◇◇◇◇◇◇◇◇◇◇◇◇◇◇◇◇◇◇◇◇◇

几乎每个胖人体内有大量的湿邪聚集，而且他们也几乎都有一个共同的特点，即易生痰。

脾运化水湿的作用"失灵"，由饮食转化来的气血等精微物质，不能正常上输到肺部，停滞下来就会转化成湿；此时如果脾运化水湿的功能还不能被加以调理，湿邪停滞时间长了，就淤积成痰了。所以，中医有"脾为生痰之源"的说法。痰湿停于肌肤之间，久久不能去除，就会导致身体发胖。

所以针对这种胖人，我们可以采用健脾化痰的方法减肥。在饮食物中，具有清热化痰、理气和胃、健脾消食、发散风寒等功效的洋葱，就可以帮我们化湿除痰。另外，洋葱还能温中通阳，所以，可以提振体内的阳气，尤其是脾阳，更有助于脾运化水湿。水湿不再继续停聚体内，又加上洋葱的化痰功效，停聚在肌肤间的痰湿慢慢消除，体重也就能慢慢下降了。

而且，肌肤间的痰湿除去之后，气血循行也能保持在一个相对平稳的状态中，这也有志于减肥瘦身，增强身体的免疫力。

此外，洋葱不仅能健脾化痰，还有助于延年益寿，这是因为洋葱中还含有微量元素——硒，此种微量元素能防病、抗衰老，被医学家称为"人类寿命奇效元素"，被营养学家称为"生命之火"。

助阳减肥课堂

洋葱炒苦瓜

配料：洋葱、苦瓜各150克，姜丝、色拉油、盐、味精各适量。

制作方法：苦瓜洗净，去籽，切成丝；洋葱洗净，切丝、炒锅放油烧至五六成热，下生姜丝、盐、苦瓜丝、洋葱丝炒至熟，放入味精推匀，起锅装盘即可。

提示：切洋葱会流眼泪，如果切洋葱前将刀在冷水中浸一下，就可以避免流泪。

功效：清热解毒，祛痰湿。

洋葱炒木耳

配料：黑木耳20克，洋葱1个，鸡精、盐、油各适量。

制作方法：黑木耳用温水泡发，洗净，撕成小朵；洋葱洗净，切块；油热后，下入洋葱，用大火爆炒1分钟，炒出葱香；下入发好的黑木耳煸炒片刻，调入盐、鸡精，翻炒片刻，出锅即可。

功效：补血，祛痰湿。

中医名家小讲堂

中老年人容易患高血压病、高脂血症、动脉粥样硬化等心脑血管疾病，适当吃些洋葱不仅可以延缓衰老，还能对抗这些常见问题。所以，中老年人更要多吃洋葱。

第六章

生活那些小细节，补阳瘦身好习惯

阳虚之人往往认为补阳不是一件容易的事情，甚至有些人还为此忧心忡忡。实际上只要学会一些补阳的小方法，经常食用一些补阳食材，并且养成良好的生活习惯，远离阳虚则轻而易举。

摩肚和壮阳操，常做瘦身又养命

对于阳虚的胖人来说，瘦身和养命都很重要，为此不妨经常按摩腹部，经常做一些壮阳操，补阳的同时还可增强脏腑的功能，增强身体的免疫能力，效果甚好。

◇◇

阳虚的胖人要补阳，阳气能燃烧脂肪，也能推动痰湿运行，进而将这些引发肥胖的毒素排出体外。所谓无毒一身轻，毒素得以排除，脏腑不受其害，自然生理功能强劲，就可以达到气血充盈、阴阳调和、益寿延年的目的。壮阳有按摩和运动两种方法。

1. 按摩法

对于阳虚的胖人来说，不妨经常摩肚。根据中医理论，背为阳，腹为阴，推拿背部可以较好地补充一身阳气，为何还要按摩腹部补阳呢？这是因为阳虚的胖人一般脾胃的功能都不佳，消化不好。经常按摩腹部，可以增强脾胃和其他脏腑的生理功能。可以说，这是一种补阳的辅助方法。

每晚临睡前，平躺在床上，充分放松身体，双手重叠按揉腹部，按摩的时间不宜过长，一般 5 分钟左右即可。按摩完腹部后，可以翻转身，对后背进行推拿。对腹部和后背都予以一定刺激，可促进气血循行，对身体健康大有帮助。

按摩腹部可以增强脏腑的功能，改善脾胃，促进对营养物质的吸收，防止气血不足。不过按摩腹部的同时，最好进行适当运动。中医理论认为，"动则生阳"。运动能让身体暖和，这样一来阳虚的胖人就不用担心体寒的问题了。

运动还能使人全身得到放松，缓解压力，对于阳虚的胖人来说，运动是十分必要的。阳虚的胖人精神不振，浑身慵懒，一般情况下都不愿意动弹，可以先从一些舒缓的运动开始，时间由短渐长，逐渐培养运动的爱好，诸如游泳、散步、打乒乓球、登山等运动都是比较适宜的。

对于阳虚的胖人来说，如果运动后全身有劲、轻松舒畅、精神旺盛、睡眠良好，说明运动是恰当的；倘若感到身体软弱无力、疲乏不堪、没有精神、睡眠不佳，则要注意调整运动方式和运动量。另外，还应注意保温，及时换掉汗衣，这些举措有助于防止寒湿邪损阳。

2. 壮阳操可常做

壮阳操运动量不大，补阳的功效却显而易见。这里介绍一种壮阳操，阳虚的胖人不妨一试。除了做壮阳操，还应做到两点，也可以使阳气十足。第一，心中要常喜。在日常生活中要学会把烦恼的事情放在一边，因为即便你经常想着不好的事情，也解决不了问题，还不利于身体健康。与其如此，不妨常想喜事，让自己喜气洋洋，心情好，身体也会好。第二，要心存善念。"善则生阳"，对人要善语，做事情要以善为出发点。

总之，只要经常按摩腹部，适当运动，加上心常喜、语常善，就一定可以阳气十足。

助阳减肥课堂

壮阳操

两腿分开，与肩同宽。两手侧平举，保持一会儿，上身和两手臂尽可能向上伸展，脚跟抬起，保持一会儿，脚跟落下，两手臂侧平举，保持片刻，恢复到起始动作。接着，两脚分开，与肩同宽，上半身向前弯，两手臂尽可能向后伸展，这个过程中尽可能用鼻子吸气。保持片刻，呼气，恢复到起始动作。可连续做5遍。

中医名家小讲堂

对于办公室一族来说，有一个非常简单的壮阳小方法，就是耸肩和旋转腰部。坐在椅子上，后背和肩部紧缩，先向前提拉肩背部，然后再向后。接着保持背部挺直，上半身先向左侧转，接着向右侧转，转动6下即可。这种方法简单、容易操作，最适合阳虚的胖人在办公室里补阳。

"每天一杯壮阳糊"好减肥

减肥是很多身体肥胖之人都在努力做的事情。不妨每天来一杯壮阳糊，补阳消脂瘦身效果好。

◇◇◇◇◇◇◇◇◇◇◇◇◇◇◇◇◇◇◇◇◇◇◇◇◇◇◇◇◇◇◇◇◇

补阳，饮食法无疑是一种最简单的方法，只要长期坚持，都会有一定的效果。用食疗的方法来减肥瘦身，不妨试试每天为自己精心冲泡一杯壮阳糊。壮阳糊甘甜能滋脾胃，温补能强阳瘦身。每天食用1杯，身体状况越来越好，身上的赘肉越来越少。建议阳虚之人每天喝1杯壮阳糊。

壮阳糊以核桃仁为主料。核桃仁有较高的药用价值，是一味良好的保健养生之品，《神农本草经》把它列为轻身益气、延年益寿的上品。正因如此，核桃与腰果、松子、榛子一起，并称为著名的四大干果。常食可使身体好，比较适合身体虚弱、年老之人食用。

中医认为核桃仁性温，入肾可温补肾阳。肾阳又称真火，是一身阳气根本所在。肾阳充足，则其他脏腑的阳气得充，也就无脏腑阳虚之患。若是肾阳不足，也会影响到其他脏腑阳气，导致身体日渐虚弱。对于胖人而言，肾中火气不足，会导致代谢缓慢，毒素难除，水液内停，形成痰饮，痰饮积聚于肌肉间，会使身体看起来更加肥胖，身体里面的毒素越来越多，身体底子也越来越不佳，甚至生出一些疾患，诸如高血压、高血脂、糖尿病。

虽然核桃仁能温补肾阳，让一身阳火充盈，但核桃仁火性大，所以不可多食，多食容易生火，甚至可导致目赤、干呕、眩晕等症。

对此，中医古籍里面也有相关记载："不可多食，动痰饮，令人恶心，吐水吐食。"

除了可用助阳食材调成壮阳糊，也可以食用其他的减肥药膳。很多药膳都具有较好的减肥瘦身功效，很多古籍中也都有相关记载。

减肥药膳及其烹调方法

减肥药膳	烹调方法
薏米粥	此方出自《本草纲目》。100克薏米，50克糯米，入砂锅，加适量清水，熬煮烂熟后加入适量的白糖调味食用
鲤鱼汤	此方出自元代医家忽思慧所著的《饮膳正要》。荜茇5克，鲜鲤鱼100克，花椒15克，生姜、香菜、料酒、葱、味精、醋、盐各适量。鲜鲫鱼处理干净；荜茇洗净；生姜洗净，切片；葱洗净，拍碎；香菜洗净，切成香菜末；将鲫鱼、生姜、荜茇、葱入砂锅，加适量清水，大火烧开，转小火，放料酒；小火炖1小时，放入香菜、味精、醋、盐调味即可食用
减肥茶	此方出自元代医家忽思慧所著的《饮膳正要》。雀舌茶（白毛尖）、枸杞子各等分。小火煎服，有较好的消食、化气、壮阳、减肥功效

要想增强瘦身功效，用饮食调养的同时辅以运动。

动能生阳，也可强脏腑，锻炼人的精、气、神，调整身体的生理功能，达到身心健康的目的。可以说，运动能调身，也可以调心，让身心皆得所养。通过运动的方法来助阳，最好在上午运动，这是因为每天上午阳气一点点升发，到了中午阳气最足。阳气不足的人，上午进行适当运动，便可以助阳养阳，让一身阳气充盈起来。

助阳减肥课堂

壮阳糊

配料：黑芝麻15克，藕粉50克，核桃仁50克，冰糖适量。

制作方法：黑芝麻、核桃仁研碎；将核桃仁、黑芝麻、藕粉一并放到杯子中，加适量开水，再放入冰糖，待冰糖溶化后，搅拌均匀即可食用。

提示：核桃仁不宜放过多，以防火气伤身。

功效：补阳，瘦身。

中医名家小讲堂

中医认为"背为阳，腹为阴"，所以养阳要护好背。天凉的时要多穿衣，以防风寒邪气从背部入侵，进一步损伤一身阳气。另外，女性要少穿露背装，以防伤阳。

沏一杯"壮阳瘦身花草茶"天天饮

有一些花草茶具有壮阳瘦身功效，诸如丁香、桃花等，阳虚的胖人不妨经常饮用。女性经常喝花草茶，不仅能更苗条，还会气色好，脸色红润。

◇◇◇◇◇◇◇◇◇◇◇◇◇◇◇◇◇◇◇◇◇◇◇◇◇◇◇◇◇◇◇◇◇◇◇◇

茉莉花不仅好看，还有助于清心养性，也是维持身体健康的一把好手。中医认为茉莉花味辛、甘，性温，能助阳、化湿、和脾胃。另外，茉莉花还有理气开郁、辟秽和中的保健养生功效。赵学敏在《本草纲目拾遗》中记载："其气上能透顶，下至小腹，解胸中一切陈腐之气。"

早在明朝，就有"茉莉可薰茶"的文字记载。张岱是明末清初的一位散文家、史学家，还是一位精于茶艺鉴赏的大家。据说，在众多的茶饮当中，他对茉莉花茶情有独钟。除了茉莉花外，可以瘦身的花草茶还有很多。

瘦身花草

花草种类	功效	冲泡方法
玫瑰花	玫瑰花味甘、微苦，性温，具有调和肝脾、理气和胃、安抚情绪的功效	干玫瑰花苞 5 朵，蜂蜜适量。将干玫瑰花放到杯子中，倒适量开水，等水变温后，加适量蜂蜜调味即可饮用
桃花	桃花性温、味甘，可消食顺气，能除痰饮、积滞，有瘦身功效	桃花、蜂蜜各适量。将桃花放到杯子中，倒适量开水，等水变温后，加适量蜂蜜调味即可饮用
丁香	丁香味辛，性温，可温补肾阳。因为丁香助阳之功比较强，所以身有内热者不可用。丁香还是除口臭的良药	丁香适量，放到杯子中，用开水冲泡饮用即可
月季	月季味甘，性温，有祛瘀、行气、止痛功效，比较适合女性饮用	月季花 15 克，红茶、红糖各适量。月季花和红茶放到水杯中，用开水浸泡，然后加入适量红糖调味即可

助阳减肥课堂

玫瑰茉莉花茶

配料：玫瑰花4朵，茉莉花2朵。

制作方法：将玫瑰花和茉莉花用清水洗净，放入玻璃杯中，用开水冲泡，待水变温了，即可饮用。

提示：此茶还有助于舒缓不良情绪，抑郁者不妨经常饮用。

功效：提神醒脑，养颜润肤，纤体瘦身。

丁香茉莉花茶

配料：丁香、茉莉花、绿茶各适量。

制作方法：将丁香、茉莉花、绿茶放到茶杯中，用开水浸泡，饮用。

提示：此茶还有助于除口臭，所以口气不佳者可常饮。

功效：纤体瘦身。

中医名家小讲堂

提及花草茶，人们往往认为这是女性的茶饮。实际上男性饮用花草茶也可以使身体受益。对于阳虚的胖人来说，经常喝点壮阳的花草茶，脂肪减少了，压力也小了，身心也舒畅了，所以男性也不妨每天泡点花花草草，以此为身体健康保驾护航。

"向太阳致敬式"每天练习，补阳身材美

阳虚的胖人可以每天早点起床，迎着初升的朝阳做做"向太阳致敬式"，补阳瘦身又能顺筋活络，对改善气滞血瘀有所帮助。

对于阳虚的胖人来说，补充一身阳气就应利用好太阳。人生活在自然当中，必将要受自然界阴阳变化的影响，中医将这种影响称为"天人相应"。自然界的太阳是阳气之源，所以阳虚的胖人补充阳气非常简单有效的方法就是让太阳为其所用。

阳虚的胖人总是没有活力，浑身慵懒，若是天气晴好，不妨到外面转一转，既能放松身心，呼吸新鲜空气，还能晒晒太阳，补充阳气，这样一来整个人都会精神振作，工作效率也会有所提高。可以说只要跟着太阳走，身心都会有力量。

除了晒太阳外，阳虚的胖人不妨经常做"向太阳致敬式"功法，也有较好的补阳作用。"向太阳致敬式"也称为"拜日式"，人们认为太阳照亮了大地，点燃生命的能量，所以是神圣的。为了表达对太阳的崇拜和敬意，人们在大清早太阳刚刚出现在地平线上时，对着朝阳膜拜。后来"向太阳致敬式"逐渐演变成了一种补阳功法，经常练习能舒畅形体，振奋精神，补充一身阳气，使人获得活力和健康。

春夏是阳长阴消的阶段，所以春夏季节经常做此功法，补阳的效果更明显。当太阳初升的时候，不妨起床，稍微活动一下身体，宁神静气练习此种功法。

有些中老年人身体虚弱，没有力气，也不愿意动弹，这类人可以通过晒后背和头部来补充阳气。

中医理论认为背为阳，把背晒热、晒舒服了就能补充阳气。老年人往往有这样的体验，春天的时候，吃完早饭，拿把小椅子找个阳光足的地方坐上一坐，太阳的温暖气息似乎在给后背按摩，身体特别舒服，晒完太阳人一整天都会身心舒畅。这实际上就得益于晒后背补阳。

晒头顶也是补阳气之道。头顶的百会穴是"诸阳之会"，最容易接收天地阳气。所以晒太阳时，要让阳光晒到头顶，这样阳光的温热力量就可以轻柔之势一点点进入身体内部，除寒除湿，解除阳虚胖人的诸多苦恼。

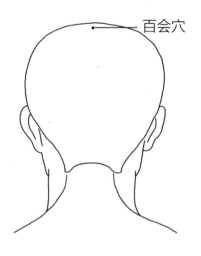

百会穴

不管是晒后背还是晒头部，一般以上午 10 ~ 11 点为宜，这时候阳气比较足，并且不太炽烈，不会伤及肌肤。虽然晒太阳能让身体正气强大起来，达到正气足邪气难侵的目的。但是晒太阳也不是时间越长越好，凡事过犹不及，晒太阳也同样如此。一般来说，婴幼儿每次晒 15 ~ 30 分钟，中青年人每次晒 1 个多小时，老年人每次晒半个小时左右即可。

走到室外，让阳光洒满后背、头顶，百脉通畅，阳气得补。当你沉浸在温柔的日光浴中，内心也一定充满安宁恬淡之感，可以说日光的抚摸带给我们的是身心的双重愉悦。

经常做做"向太阳致敬式"，经常晒晒太阳，也是我们享受生活的一种方式。以一种安静、自然的方式获得力量，与自然融为一体，感受自然界的美妙气息，体验正气十足的感觉，更体验一种感悟生命的新境界。

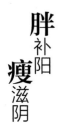

助阳减肥课堂

"向太阳致敬式"功法

1.挺身站立，全身放松，两脚靠拢，两手掌缓缓在胸前合十，在这个过程中要注意让内心处于祥和安宁的状态，放下一切杂念。

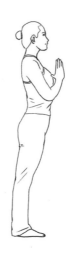

2.两手臂缓缓向上举起，尽可能向上伸展，想象整个身体都在向上伸展着。伸展到一定高度时，掌心向前，缓慢而深长地吸气，上身自腰部起向后方弯下。两腿、两臂伸直，不要弯曲。

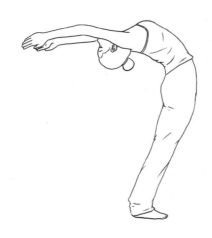

3. 当腰弯不下去时，呼气，慢慢向前弯身，头部尽可能贴近膝盖，双腿挺直，两手臂触及地面。意识中可以想象自己真的在膜拜太阳，感谢太阳赐予我们生命，赐予我们美好的生活，同时也告诉自己要幸福、健康地生活，以感恩太阳。

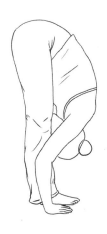

4. 慢慢吸气，左脚向后伸直。同时慢慢把头向后弯，胸部向前方挺出，背部则呈凹拱形。

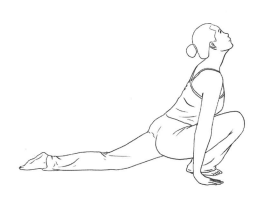

5. 慢慢呼气，左脚脚心着地，右脚向后移，两脚靠拢。两手依旧放在地面上，上身挺直，臀部向后翘，两腿挺直，重心放在脚跟。

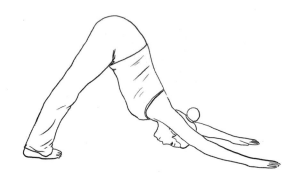

6. 吸气，身体向前伸展，脚尖着地，身体抬起，远离地面。

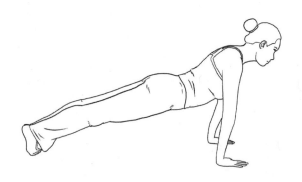

7.两手放在身体两侧，支撑身体，弯曲两肘，膝盖着地，胸部略高于地面,臀部向上抬,胸部向前移。直到身体全部接触地面为止。

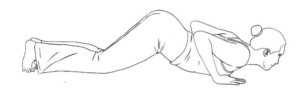

8.吸气,伸直两臂,头部和上身尽可能向后弯,尽可能呈凹拱形。

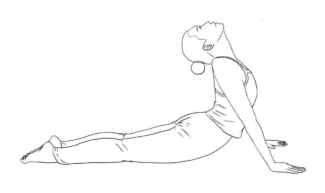

9. 呼气，臀部上抬，脚心着地。

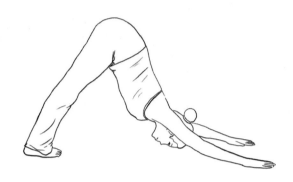

10. 吸气，弯曲左腿并向前迈一大步，左足趾与两手指尖平行。胸膛向前挺，后背挺直，头部抬起，眼睛向上看。

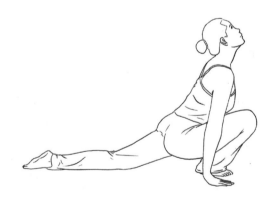

11.右脚向前跟进，两脚并拢，两腿挺直，两掌放在地板上，尽量使头部靠近双膝。

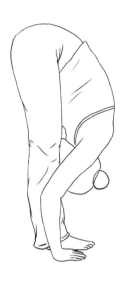

12.吸气，两臂伸直，抬起身体，两臂和背部向后弯。

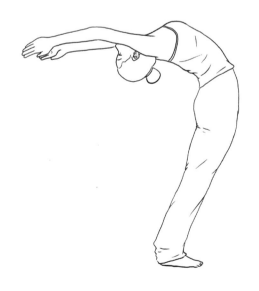

13. 呼气，恢复到起始动作。

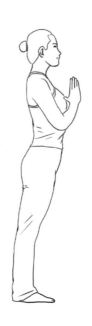

中医名家小讲堂

久坐一族后背和双腿都容易疼痛酸胀，经常练习"向太阳致敬式"，不仅可以补阳，还能舒筋活络，较好地活动后背和腿部，有助于改善后背和腰腿部的肌肉僵硬状态，促进气血循行，对身体健康有帮助。

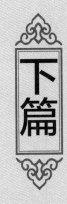

下篇

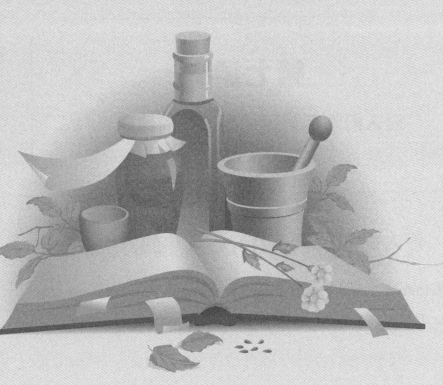

瘦人

多阴虚，滋阴让瘦人更丰腴有型

第七章
瘦人们都在饱受"阴虚"的肆虐

瘦人们都在承受着五心烦热的困扰

瘦人们经常出现五心烦热症状，这是阴虚有火导致的，所以需要滋阴，只要将阴精补足，五心烦热的问题自然就会得以解决。

◇◇◇◇◇◇◇◇◇◇◇◇◇◇◇◇◇◇◇◇◇◇◇◇◇◇◇◇

　　所谓五心烦热，即两手两足心发热，并自觉心胸烦热。对于阴虚火热的典型身体不适症状，中医古籍《黄帝内经·素问·逆调论》中也有相关表述，诸如"阴气少而阳气盛，故热而烦满"。五心烦热与阴虚有关，五心烦热症状在午后会有所加重，这与自然界中的阴阳变化有关系。

　　阴精对于维系脏腑正常的生理功能至关重要。阴精不足，人会出现五心烦热的症状。阴虚所导致的五心烦热为虚热，这种热并不是身体里面的火气真的比较大，而是阴精相对不足，才导致阳火相对亢奋。对于阴虚导致的五心烦热，需要滋阴来使耗损的阴精得充，从而使阳火不至亢奋，以此保持阴阳平衡。

另外，倘若阴不虚，但阳偏亢了，这种情况下也会导致五心烦热。对于这种五心烦热，需要清热，将多余的火气泻掉。当然泻火的同时，还应注意饮食，保持良好的生活习惯，保持心态平和，以此来维系阴阳平衡，增强脏腑生理功能。

虚火是阴虚所导致，它对身体健康的损伤更大。严重时可因津液、血不足，脏腑严重失养，导致五脏六腑失控，在短时间出现多种脏腑并发症，危及生命。

实火的火有炎热之性，因此也可伤津耗血，逐渐导致阴虚，使实火、虚火兼有，这种情况下一般要有泻有补才能使身体不适得以改善，使阴阳趋于平衡。如果只是泻了实火，而没有滋阴，也会导致火气再起。对身体健康危害比较大。

五心烦热是阴虚所引发的，所以要滋阴。不过滋阴也有所偏重，一般来说，五心烦热兼有鼻鸣音、干咳气短、痰少且痰中常有血丝者应重点滋肺阴，五心烦热兼有失眠、易疲乏、眼睛干涩症状者应重点滋肝阴，五心烦热兼有心烦、失眠、多梦、心悸症状者应重点滋心阴，五心烦热兼有耳鸣、腰膝酸软症状者可重点滋肾阴。

滋阴是一项长期的工作，不可能在短时间内就有很好的疗效，所以滋阴要有耐心。食物滋阴颇有优势，这其中有两点原因。第一，饮食可滋补身体，是身体中营养物质的来源；第二，中医认为，药食同源，食物也是很好的药物，只要选对食物就可以调整身体的阴阳偏颇。

阴虚者平时可多食用滋阴食物，一点点解决身体问题。阴虚严重者，也可以将食物和一些具有滋阴功效的中药相搭配，烹调成美味药膳，助健康一臂之力。常用的滋阴中药有沙参、玉竹、天冬、石斛、枸杞子等。

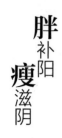

天冬瘦肉汤

配料：天冬 15 克，冬笋 250 克，香菇 5 朵，猪瘦肉 100 克，盐、生姜各适量。

制作方法：猪瘦肉洗净，用开水焯一下，切块；香菇洗净，切小块；冬笋洗净，切小块；天冬洗净；生姜洗净，切片；将猪肉、天冬、生姜片放到砂锅中，加适量清水，大火烧开，转小火炖 40 分钟，放入香菇和冬笋，小火炖到烂熟，加入适量盐即可食用。

提示：药膳中的天冬是一味滋阴中药，对于肺阴虚导致的咽喉干燥、疼痛、便秘有较好疗效。

功效：强壮身体，润泽肌肤。

枸杞子百合羹

配料：枸杞子、百合各 15 克，鸡蛋 1 个，冰糖适量。

制作方法：鸡蛋去蛋清；枸杞子、百合洗净，入砂锅，小火煮 20 分钟左右，将鸡蛋黄打散放入，煮成蛋花，煮好后放入适量冰糖调味即可食用。

提示：每日服食 2 次，可常用。

功效：补肝肾，安心神。

中医名家小讲堂

芹菜、菠菜、白菜、苋菜、小油菜等食材都有滋阴功效，阴虚者可常食。

"上火"是瘦人们的常见症

瘦人动不动就上火，要么是嘴角糜烂，要么是脸上起痘痘，有的还会经常嗓子痛，若是瘦人有这些苦恼，一定要重视滋阴，只有使一身阴液充盈，才能去火，保身体健康。

◇◇◇

身体里面的阳气就如同太阳一样，起着温煦和濡养作用，所以中医有"有火则生、无火则死"的说法。火是不能缺少的，没有火，气血津液都失去了推动力，气血不行则瘀，津液不行则转化为痰湿。另外，火还可促进津液和血的化生，身体里面的火力不足还会导致血、津液无以化生，身体失去阴精滋养，脏腑虚衰。

虽然身体中的火和太阳一样，具有十分重要的作用，但若是火气超过了一定的限度，就成了邪火。邪火不仅会导致皮肤干燥、咽喉干痛，还会导致目赤，甚至口舌生疮。邪火不仅对健康无益，反而有损健康，所以控制身体里面的火就成了养生重点之一。

一般来说，阴精能控制火气过旺。但有时候人们不重视保健，加上女性受经、孕、产的影响，容易耗损阴血，导致阴精不足。正常情况下，阴阳应当是平衡的，但当阴精有所不足时，自然阳气就会偏亢，人身体里面的火气就比较大，容易上火。上火了，人会出现心烦、口干、盗汗、低热、小便短黄、心烦易怒、咳嗽、便秘、面红目赤、腹胀等多种不适症状。

有些瘦人有时会有疑惑。因为他们除了有上火症状外，还兼有手脚冰凉的阳虚症状。中医认为，"阴损及阳"。

阴阳平衡是身体健康的关键所在，任何一方偏颇都不利于身体健康，因此上火的时候要滋阴，手脚寒凉的时候要助阳。若是除了有上火的症状，还有畏寒症状，就应阴阳双调，以使身体中的阴阳趋于平衡。只有阴阳平衡，气血充盈，各司其职，才没有健康之忧。

经常上火的人可以食用一些滋阴食物，保证充足睡眠，平时要少思虑，这些都是滋阴的重要举措。

也可以食用一些滋阴药膳。滋阴的中药和一些具有良好滋补作用的食材相互搭配，一方面能够养脾胃，为身体提供更多的营养，另一方面还能解决身体的阴虚问题。因此，阴虚的瘦人不妨经常在家中烹调滋阴药膳食用，只要坚持食用，身体健康状况必定会有所改善。

滋阴增肥课堂

枸杞子炖母鸡

配料：老母鸡1只，枸杞子、盐、大葱、生姜、料酒各适量。

制作方法：老母鸡宰杀，去毛，去内脏，洗净；大葱去皮，切段；生姜去皮，切片；枸杞子洗净，装入鸡腹内，放到炖盅内，加葱段、姜片，放入清汤、料酒、盐，将盅盖好，用湿砂纸封住盅盖，大火蒸2小时即成。

提示：也可以在里面放点大枣，有气血双补功效。

功效：滋补肝肾。

山茱萸肉粥

配料：山茱萸肉15～20克，粳米100克，白糖适量。

制作方法：粳米淘洗干净，山茱萸肉洗净；将粳米和山茱萸肉放到砂锅中，加适量清水，大火烧开，转小火熬到烂熟，加入适量白糖调味即可食用。

提示：发热期间或小便淋涩者，均不宜食用。

功效：滋补肝肾。

阴虚上火的患者一定要保持充足睡眠。对于阴虚的瘦人来说，若是睡眠不佳，必然加重阴虚，使火气更大。若是晚上睡眠不佳，可以晚上适当运动一下，用热水泡泡脚，若是还没有改善，可以用柏子仁、五味子等食疗，以达到养心安神的目的。

瘦人多"火急火燎"，失于和缓

对于瘦人来说，除了五心烦热外，坏脾气也让他们倍感苦恼。虽然"火急火燎"的脾气会给瘦人带来一些麻烦，但不必为此忧心忡忡，适当调理，也是可以告别坏脾气的。

阴阳相生相克是万物生生不息的基本要素，也是人体健康与否的根本所在。中医理论认为，阴阳调和，阴平阳秘，气血阴阳势均力敌，气机的升降出入正常，则身体就安康无事，否则不仅会出现健康问题，还会影响一个人的性格。

每个人都有自己的性格，但性格实际上可以归结为两种，一种是偏于和缓、冷静、沉着，有耐心；另一种是偏于急躁，缺乏耐心。后一种人凡事都急匆匆，总是迫切地在短时间内结束手头上所有的工作，终日繁忙不止，难得安静下来休息一会儿。他们不能耐心听别人讲话，并且易激动，沉不住气，过后又觉得后悔。和前一种人相比，后一种人往往身体偏于瘦弱，平时精力也显得旺盛。有些人说，精力旺盛身体好。实际上并非如此。

中医理论认为，阴阳之间的相生相克状况可影响人的性格。当阳气占据主导地位的时候，人的火气就比较大，性子急躁；而当阳气亏虚的时候，人显得过于稳重，对什么事情都没有兴趣，心态上随遇而安，这样的人幸福感也不强。想要拥有好性格，阴阳平衡是关键。

阴阳是相对而言的，中医理论认为人也具有阴阳属性，其中男为阳，女为阴。阴主静，所以按道理来说，女人应该具有柔和、谦让、体贴、慈爱、遇事能沉着应对等多种特质。但在日常生活中，有些女性性格火急火燎，动不动就火气冲天。

当然，不仅仅是现代女性，古代女性也会如此。有一个成语"河东狮吼"，实际上就是用来形容女人大吵大闹的。

女性脾气暴躁，并不是她们有意为之，实际上是控制不了自己。这往往与阴精不足有关系。女性属阴，以血为养，以血为用。但是女性受生理影响，在绝经前每个月都有月经，这会耗损一定的阴血，再加上女性要经历胎产孕育，更会耗损阴血，所以相对男性来说，女性往往容易阴虚。

女性要经常滋阴补血，让自己有个好性格。如果不管不顾，不仅会导致面色萎黄无华、唇甲苍白、头晕眼花，还可能出现一些妇科疾患，诸如痛经、闭经、乳房疾病，甚至不孕。

女性要滋阴，丈夫也要理解妻子，宽慰妻子，让妻子的心能够有所安慰，也有利于阴阳平和。调整身体的阴阳偏颇，不仅仅是为了自身身体健康，也是为了家庭幸福。

身体瘦弱的男性也可以通过滋阴来去火。另外，夏天是火旺季节，最容易出现阴虚问题，因此夏天要重视滋阴，以防患上暑热病。

滋阴增肥课堂

芹菜粥

配料：新鲜芹菜 60 克，粳米 100 克。

制作方法：新鲜芹菜洗净切碎，粳米淘洗干净；将芹菜、粳米放到砂锅中，加适量清水，大火烧开，转小火熬到粳米烂熟即可食用。

提示：此粥作用较慢，需要频服久食，方可有效。另外，要现煮现吃。

功效：清热降火，对于高血压、糖尿病也有裨益。

莲藕粥

配料：莲藕 50 克，粳米 100 克，白糖适量。

制作方法：将莲藕洗净，刮去外衣，切小块；粳米淘洗干净；将莲藕、粳米放到砂锅中，加适量清水，大火烧开，转小火熬到粳米烂熟即可食用。

提示：选用老藕为佳。

功效：补心生血，健脾开胃，滋养强壮。

中医名家小讲堂

中医认为阳主动，阴主静，阴阳平衡，则动静相宜，人的性格就好。如果一方有失偏颇，都不利于良好性格的养成，所以需要滋阴潜阳，促进阴阳平衡。

"怎么吃都吃不胖"是瘦人们的通病

有些瘦人怎么吃都不胖，这一方面是因为阴虚，另一方面是因为脾胃虚。要改变瘦弱的状况，应当从两方面着手进行，一方面是滋阴，另一方面是调养好脾胃。

胖人自然烦恼多，瘦人的烦恼也不少。中医有这样一句话："成形始于精，养形在于谷。"其意思无非是男女之精结合孕育了生命，而后天身体的状况则在于水谷的滋养。

饮食中所摄入的水谷能否变成身体中的营养物质，为身体吸收利用，取决于脾胃的生理功能状况。因为脾胃负责消化食物，将食物转变成水谷精微，进而再转化为气血，对身体进行滋养。正因为脾胃的这些生理功能，所以中医将脾胃称为后天之本。也就是说，一个人后天身体底子怎么样、生命力强不强、身体是否丰腴，实际上都是脾胃说了算。

脾胃功能不好的人，不但身体消瘦，还容易患病。这是因为脾胃之气就是身体当中的正气，中医有这样一句话："正气存内，邪不可干。"这句话的意思就是在身体中正气充盈的情况下，任何邪气都是不可能侵犯的。邪气难侵犯，自然就不容易得病，即使患病了，也比较容易康复。对此，张机曾经说过这样一句话："四季脾旺不受邪。"，意思无非就是若想一年四季相安无事，脾胃的生理功能就要强大。

对于阴虚的瘦人来说，若想增肥，让身体丰腴，具备良好的抗病能力，主要措施就是调养脾胃。

滋阴增肥课堂

1. 少思虑

根据中医五行理论，脏腑与情志相应。一方面脏腑主管不同的情志，另一方面情志也会影响到脏腑的健康状况。其中，思虑这种情志为脾所主，正常的思虑对脾没有影响，但若是长久思虑，甚至晚上睡觉之前都在思虑一些事情，这对脾就有影响。思虑多了，容易导致脾气郁结。

脾和胃是一对好搭档，共同完成对食物的消化吸收，若是脾气郁结，自然胃也会受到波及，于是容易引发胃痛、胃胀。另外，脾有散精作用，能够将水谷精微散到身体各处，发挥充养作用，如果脾气郁结，自然会影响到脾的散精作用，导致身体失养。

一般来说，思虑伤脾的人会有一些不适症状，如胸脘痞闷、吃东西不香、消化不良、腹胀、便溏、失眠等。若是在日常生活中有这些症状出现，就应考虑是否是思虑伤了脾。

2. 顺应自然之道长养脾胃

金代李杲撰写的《脾胃论》指出："若夫顺四时之气，起居有时，以避寒暑，饮食有节，及不暴喜怒，以颐神志，常欲四时均平，而无偏胜则安。不然，损伤脾胃，真气下溜，或下泄而久不能升，是有秋冬而无春夏，乃生长之用陷于殒杀之气，而百病皆起；或久升而不降亦病焉。"

人生活在自然环境当中，时时刻刻都要受自然因素的影响，因此，随着自然界气候的变化采取相应的保健措施是养脾胃的必然之道。《脾胃论》中的这段话充分表明根据气候变化采取相应保健措施的必要性。如果顺应四季的气候变化,起居有规律,避寒暑,节制饮食,保持良好的心情，脾胃的生理功能就会旺盛，正气就足，不容易患病，否则疾病就随时会找上门来。

春天肝气旺，旺盛的肝气容易克脾，导致脾的生理功能减弱，这也就是一些身体瘦弱的人在冬天的时候饮食尚可，但是到了春天食欲缺乏的原因，这实际就是因为肝克脾导致了脾虚。

夏季多雨，空气潮湿，身体中的湿气也很大，尤其是长夏季节，湿气更大。根据中医五行理论，脾胃为土，土忌湿，身体中的水湿邪气最容易伤脾。到了夏天，一些瘦人会便溏、身体沉重，罪魁祸首就是湿邪。夏天为了保持脾胃不受湿邪困扰，不妨吃一些健脾除湿的食物，诸如薏米、赤豆、冬瓜等。

秋天天气燥，燥最容易伤肺。根据中医五行理论，肺属金，金能克木，木又能克土，所以秋天饮食要注意除燥，多食百合、银耳等，进而保证脾的安康。

冬天天气寒冷，寒气容易损伤脾胃，为此冬天可适当食用一些温热性食物，来助脾胃不阳虚，阳气足了，自然身体就会一点点健壮起来。

3. 滋阴增肥食谱

排骨黄豆汤

配料：猪排骨 750 克，黄豆 250 克，盐、料酒、酱油、色拉油、鲜汤、葱花、葱结、姜块各适量。

制作方法：猪排骨斩块，黄豆用清水洗净待用；锅中加底油，烧热后倒入排骨翻炒，加料酒、酱油、鲜汤、黄豆、葱结及姜块，烧开后倒入砂锅炖制；待黄豆和排骨酥烂，挑出葱结和姜块，撒上葱花即可上桌食用。

功效：滋阴润燥，健脾宽中。

脾胃是气血化生之源，是一身正气是否充盈的前提条件，如果说一个人出生前的身体健康状况取决于先天之本肾的话，那么后天身体的抵抗能力强弱、身体是否丰腴则取决于脾胃。因此对于阴虚的瘦人来说，滋阴的同时也要照顾好脾胃，这才是长寿之道。

测一测：你是哪类阴虚的瘦人

阴虚的瘦人在滋阴之前，首先应知晓自己是何种阴虚，从而用最适合的方法滋阴，以达到事半功倍的效果。

对于阴虚的瘦人来讲，一定要重视滋阴，阴虚的人，肌肤没弹性，干干瘪瘪，面黄肌瘦。

对于阴虚的瘦人来说，若是想多长点肉，少遭点罪，就一定要滋阴。有多种滋阴方法可供选择，不过运用这些滋阴方法之前，首先要明确自己是何种阴虚，才能有针对性地进行调整，用最有效的方法在最短的时间内解决阴虚瘦弱的问题。

阴虚种类及常用滋阴中药

阴虚种类	相关解释	症状	常用滋阴中药
肾阴虚	肾阴液不足。多由久病伤肾、房事过度，或过服温燥之品所致。肾为先天之本，肾中阴精是一身阴液的总源，肾阴亏损会引发多种疾病	腰膝酸软、两腿无力、眩晕耳鸣、失眠多梦、形体消瘦、潮热盗汗、五心烦热，男子阳强易举或阳痿、遗精，妇女经少、经闭等	五味子、黄精、墨旱莲、女贞子、龟甲胶、石斛、玉竹、山茱萸、枸杞子、西洋参等

阴虚种类	相关解释	症状	常用滋阴中药
肝阴虚	肝阴液亏虚。多由气郁化火、肝病、肾阴不足和其他温热病灼伤肝阴所导致。肝阴虚会导致肝风内动，是引发高血压的主要原因之一	眩晕耳鸣、胁痛目涩、五心烦热、潮热盗汗、口燥咽干、手足蠕动、经闭、经少等	枸杞子、熟地黄等
脾阴虚	脾阴亏虚，失于濡养，散精不足。饮食不节、过食辛辣、恣食肥甘等原因皆可导致	饥不欲食、肌肉消瘦、体倦乏力、皮肤干燥、手足烦热、肌肉痿软无力、甚至肌肉萎缩、偏废不用	石斛、沙参、生地黄、芦根、乌梅、天花粉、玉竹、麦冬等
心阴虚	阴液亏损，心神失养，虚热内扰。由劳神过度、久病或热病耗伤心阴所致	心悸、心烦、失眠、易惊、健忘等，严重时可出现盗汗、低热、五心烦热、口干等症	酸枣仁、苦石莲等
肺阴虚	肺阴不足，津亏肺燥，失于滋润清肃，并虚热内扰	干咳、痰少、咽干、口燥、手足心热、盗汗、便秘	西洋参、麦冬、沙参等

了解阴虚的种类后，阴虚的瘦人就可以有针对性地进行调理。阴虚除了可用中药进行调理外，也可以经常食用一些滋阴的食物。

滋阴食物

阴虚种类	滋阴食物
肾阴虚	黑芝麻、黑豆、黑米、黑木耳、海带、紫菜、乌骨鸡等
肝阴虚	鸭肉、海蜇、藕、金针菇、生梨及其一些绿色的食物
脾阴虚	桑葚、小米、南瓜等
心阴虚	牛奶、鸡蛋、甲鱼、干贝、海参、蛤蜊等
肺阴虚	鲜藕、雪梨、干贝等

了解阴虚的种类和滋阴的药物、食物后，还应知道为何会阴虚。只有了解了阴虚的原因所在，才能从根本上远离阴虚，过上健康生活。

阴虚有源于先天的也有源于后天的。先天主要是父母肾精亏虚，导致孕育的孩子出生后肾精不足，肾阴亏损，这样的孩子要么有先天疾患，要么出生后生长发育迟缓。后天主要与纵欲耗精、积劳、饮食不调、过食辛辣及一些慢性疾病有关。另外，睡眠状况不佳也是导致阴虚的一个非常主要的原因，需要给予足够重视。

现代人夜生活丰富，每天都熬到很晚才睡觉。根据中医理论，夜晚属阴，只有保持充足的睡眠才能够滋阴，补充白天所消耗的阴精。

所以，要彻底远离阴虚，重视滋阴是非常关键的，重视调养，养成健康的生活习惯，拥有一个良好的心态，是滋阴的重要方法。

滋阴增肥课堂

女贞子炖鸡

配料：女贞子20克，乌鸡1只，料酒、生姜、盐各适量。

制作方法：乌鸡宰杀，处理干净，剁块，用开水焯一下；女贞子洗净；生姜去皮，洗净，切片；将处理好的乌鸡、女贞子、生姜片放到砂锅中，大火烧开，放入料酒、盐，小火炖至乌鸡烂熟即可食用。

提示：生姜性温，这里用生姜只是起到调味的作用，所以要少放。

功效：滋肾阴，排遣压力，缓和情绪。

西洋参莲藕炖排骨

配料：西洋参、酸枣仁各12克，当归、熟地黄各6克，排骨300克，莲藕200克，盐适量。

制作方法：排骨剁块，洗净，用开水焯一下；西洋参、酸枣仁、当归、熟地黄洗净，用纱布包好；莲藕去皮，洗净，切片；将处理好的排骨和纱布袋放到砂锅中，大火烧开，转小火，放入藕片，炖至排骨、藕片烂熟去纱布袋，加入适量盐调味即可食用。

提示：莲藕有较好的滋阴功效，性凉，滋阴兼可清热，并且又不损伤脾胃，所以阴虚的瘦人可常食。

功效：滋阴补血。

中医名家小讲堂

阴虚的瘦人往往睡眠状况不佳，临睡前可以喝一杯牛奶，来宁心安神，促进睡眠。也可以在晚上临睡前喝一杯蜂蜜水或者是女贞子茶，都有助于改善睡眠质量。女贞子茶的冲泡方法是，枸杞子10克，女贞子、覆盆子各5克；砂锅中倒入适量清水煮沸，再放入女贞子、覆盆子煮3分钟；枸杞子放入碗中，将煎好的药汁冲入即可。

第八章
瘦人要吃好，滋阴养血的食物让身体不干巴

鸭肉滋阴，瘦弱有火的人可常食

鸭肉具有较高的营养价值，有滋阴养津功效，瘦弱有火的人可常食，促进身体健康，让身体日渐丰腴。

◇◇◇◇◇◇◇◇◇◇◇◇◇◇◇◇◇◇◇◇◇◇◇◇◇◇◇◇◇◇◇◇◇

相对于胖人来讲，瘦人一般情况下会有口、唇、舌、咽部干燥，腹胀，口臭，便秘，眼干，情绪急躁，失眠，口舌生疮等症状。这是因为身体里津液、血不足，导致火气比较大。这些人即使胃口比较大，不挑食，但身体仍比较瘦弱，属于干吃不胖一族。

干吃不胖是身体不健康的表现。倘若身体比较健康，脏腑器官生理功能正常，阴阳气血调和，身体应该是丰腴的，显得强劲有力，精神状态饱满。

对于瘦人们来说，身体里面的火气大，并不是阳气过盛，而是精、血、津、液这些阴精相对不足，不能制约阳气，才导致阳气偏亢。下需要滋阴补虚来使火大的症状得以改善。滋阴不妨试吃鸭肉。

鸭肉是常用的食疗之物，具有较好的滋补功效。中医认为鸭肉性寒、味甘，有滋补、养胃、补肾等作用。体内有热、体质虚弱的

人食之更为有益。

中医认为，鸭肉有一个非常突出的特点，就是"凉补"。食用鸭肉一方面能清虚火（阴虚则阳气相对亢奋，易导致虚火上升），另一方面鸭肉还能滋补阴精，具有良好的补养功效。对于鸭肉的功效，《本草纲目》中记载："鸭肉味甘，冷，无毒，入脾、胃、肺及肾经；具有滋五脏之阴，清虚劳之热，补血行水，养胃生津，止咳息惊之功效。"

身体瘦弱有火的人，用鸭肉来进补，比较适宜的烹调方法为炖汤。用鸭肉炖汤能将鸭肉中的营养成分充分释放到汤饮中，其滋味还比较鲜美，有助于增强食欲，发挥较好的滋补作用。因此，保健养生、滋阴去火不妨常喝老鸭汤。用老鸭炖汤，也可以放些莲藕、冬瓜等蔬菜，荤素搭配，起到营养互补的效果。

虽然浓香、清润的老鸭汤，比较适合阴虚身体瘦弱的人食用，但身体健康的人在干燥容易上火的季节，也可以适当喝点鸭汤来除燥，防止阴虚上火，同时强健脾胃。

滋阴增肥课堂

滋补老鸭汤

配料：老鸭1只，山药200克，生姜1块，小葱3～4根，盐、胡椒粉、料酒各适量。

制作方法：老鸭宰杀，处理干净，剁块，过一下开水；将山药洗净，刮去外皮，切滚刀块状，清水浸泡备用；生姜去皮，洗净，切片；小葱去皮，洗净，切成葱花；将处理好的鸭肉放到砂锅中，加适量清水，放入料酒、姜片，大火烧开，转小火炖1小时；山药控干水分投入砂锅内，再次滚开锅后，转小火煲至山药烂熟，调入盐、胡椒粉，撒上葱花即可食用。

提示：腹胀者可加少许陈皮来理气。

功效：滋阴去火，补虚增肥。

玉米老鸭汤

配料：老鸭1只，玉米2根，生姜1块，盐、料酒各适量。

制作方法：老鸭宰杀，处理干净，剁块，过一下开水；玉米洗净，切段；生姜去皮，洗净，切片；将处理好的鸭肉和玉米放到砂锅中，加适量清水，放入料酒、姜片，大火烧开，转小火煲2小时，放入盐调味即可食用。

提示：这道汤饮要少放盐，以防破坏了玉米的甘甜之味。

功效：滋阴去火，补虚增肥。

中医名家小讲堂

虽然鸭肉有较好的进补功效，倘若患者脾胃虚寒，或者是自身的阳气比较虚，有口淡不渴、四肢不温、大便稀溏、四肢水肿、畏寒喜暖、小便清长或不利、妇女白带清稀而量多等诸多阳虚症状，就不适宜用鸭肉来进补了。鸭肉毕竟属于寒凉之物，滋补不当会进一步损伤阳气，不利于身体健康。

乌鸡益气养血，很适合瘦人进补

乌鸡具有滋阴、补肾、养血、益肝等多种保健养生功效，瘦人可常食，不仅能补虚强身，还有助于美容养颜，让瘦人更丰腴、更漂亮。

对于瘦弱之人来说，一般气血都是比较虚的。瘦弱之人，阴虚有火，阴损及阳，所以阴虚时间长了可导致阴阳气血俱虚。这种情况下就需要并补，来增强身体功能。

阴阳气血并补，乌鸡是众多食材当中比较好的一种。提起乌鸡，相信很多女性不禁会想到乌鸡白凤丸。乌鸡白凤丸是比较著名的妇科中成药，其主要成分是乌鸡，气血、阴阳两虚者均适用。

乌鸡白凤丸中的乌鸡是一味主药，当然，也是一味具有良好保健养生功效的食材。乌鸡全身都是黑的，根据中医五行学说，黑色入肾，黑色的食材能养肾，乌鸡具有补肾功效。肾为先天之本，肾中的阴阳是一身阴阳根本所在，所以强肾就是强身，也就强壮了其他脏腑。

乌鸡还能养脾胃，这是因为其性平，味甘，甘味最养脾胃。脾胃为后天之本，是气血化生之源，乌鸡能强脾胃，自然就有助于强气血。脾肾之间是先天后天之间的关系，脾的运化功能正常，能不断地充实肾精，乌鸡能使先天不足的人、后天失养的人均转弱为强。对此，明代张介宾所著的《景岳全书》中有这样的阐述："人之自生至老，凡先天之有不足，但得后天培养之力，则补天之功，亦可居其强半。"从这句话中不难看出补脾的重要性。乌鸡可先后天同补，自然食之益处多多。

当然，食用乌鸡能否取得较好疗效，还取决于心情是否舒畅，是否经常顺筋活络等。所以，对于瘦人们来说，若想增肥强身，食疗补养的同时，还应调养情志、适当运动，来增强食疗功效。

滋阴增肥课堂

枸杞大枣乌鸡汤

配料：乌鸡1只，枸杞子40克，大枣20枚，生姜、盐、料酒各适量。

制作方法：乌鸡宰杀，处理干净，剁块，过一下开水；大枣洗净；枸杞子洗净；生姜去皮，洗净，切片；将处理好的乌鸡肉和大枣、枸杞子、生姜片放到砂锅中，加适量清水，放入料酒，大火烧开，转小火煲1个半小时，放入盐调味即可食用。

提示：也可以少用一些大枣，不过用的时候要将枣拍碎，以便营养成分释放到鲜美的汤饮之中。

功效：滋阴去火，补虚增肥。

莲藕乌鸡汤

配料：乌鸡1只，莲藕200克，生姜、盐、料酒各适量。

制作方法：乌鸡宰杀，处理干净，剁块，过一下开水；莲藕去皮，洗净，切片，用清水浸泡；生姜去皮，洗净，切片；将处理好的乌鸡肉和生姜片放到砂锅中，加适量清水，放入料酒，大火烧开，转小火煲1小时，放莲藕；炖到莲藕烂熟，放入盐调味即可食用。

提示：炖汤的时候一定要用小火，这样炖出来的汤饮滋味鲜美，营养价值也比较高。

功效：滋阴去火，补虚增肥。

---- **中医名家小讲堂** ----

乌鸡有气血双补功效，是一味平补之物，所以不仅仅适合瘦人食用，也适合胖人。食用乌鸡能补虚，有效增强体质，加上其性不滋腻，不会损伤脾胃，可常食。

黑豆个小功效大，滋阴补血身形更完美

黑豆又名乌豆，味甘，性平，主要功效为滋阴补肾，阴虚患者可常食，对身体健康大有裨益。

◇◇◇◇◇◇◇◇◇◇◇◇◇◇◇◇◇◇◇◇◇◇◇◇◇◇◇◇◇◇◇◇◇◇◇◇◇

滋阴补血建议经常吃黑，饮食上最好不离"黑五类"。不仅仅是身体瘦弱者，即使是身体比较胖的人，也要经常吃点黑。所谓的"黑五类"，就是黑色的食物，一般指黑木耳、黑芝麻、黑豆、黑米和黑枣。这里重点说一下黑豆。

黑豆入肾，一直被人们视为药食两用的佳品，有"肾之谷"的美誉。对于黑豆的功效，李时珍在《本草纲目》中记载："常食黑豆，可百病不生。"经常吃黑豆可防范疾病发生，就是因为黑豆具有良好的补肾功效。中医认为肾为先天之本，是人体强壮之源，决定了脏腑功能的盛衰。一旦肾虚，耗伤精气，必将损及五脏六腑，影响气血化生，导致阴阳气血失调。黑豆具有滋阴补肾功效，可滋肾阴、益肝肾、强筋骨，使人健康长寿、精力旺盛。

黑豆不仅可内服，也可外敷，作染发之用。市场上的染发剂对健康不利，加上有些人容易过敏，这种情况下黑豆就可以派上大用场。早在隋唐时期，就记载了一种用黑豆染发的方法——"大豆煎"。方法是将黑豆放在醋中浸泡 24 ~ 48 小时，然后一同加热煮烂，滤去渣子，用小火慢慢熬成膏状，天然的染发膏即成。

黑豆内服能补肾，不仅有助于强身，还有助于美容养颜、乌发；外用也能起到乌发功效。经常吃点黑豆，气色会越来越好，头发也会越来越乌黑、柔顺。可见，对于瘦人们来说，每天吃点黑豆，强身又养颜，真可谓好处多多。

总之，黑豆是物美价廉的滋补佳品，具有防衰老、保健益寿、防病治病、乌发美容等多种功效。经常吃点黑豆能耳聪明目、轻身、肌肤润泽、精力充沛。

滋阴增肥课堂

黑豆乌鸡汤

配料：乌鸡 1 只，黑豆 150 克，何首乌 100 克，大枣 10 枚，生姜、盐、料酒各适量。

制作方法：乌鸡宰杀，处理干净，剁块，过一下开水；黑豆放入铁锅中干炒至豆衣裂开，再用清水洗净，晾干备用；大枣洗净；何首乌洗净；生姜去皮，洗净，切片；将处理好的乌鸡肉放到砂锅中，加适量清水，放入料酒、何首乌、大枣、姜片，大火烧开，转小火煲 3 小时，放入盐调味即可食用。

提示：此汤不可用铁锅，以防影响疗效。

功效：滋阴补肾，增肥养颜。

黑豆汤

配料：黑豆 150 克，大枣 10 枚，红糖适量。

制作方法：黑豆洗净，提前浸泡 12 小时；大枣洗净；黑豆放到砂锅中，大火烧开，转小火炖到黑豆烂熟；放入大枣和红糖，小火熬 30 分钟，即可食用。

提示：炖汤的时候一定要用小火，这样炖出来的汤饮滋味鲜美，营养价值也比较高。

功效：滋阴去火，补虚增肥。

黑豆虽然有较好的补肾功效，但食用要适量，过量食用则损脾胃。孙思邈说："黑豆少食醒脾，多食损脾。"此外，中医还有"黑豆性利而质坚滑，多食令人腹胀而痢下"的说法。可见，黑豆食用过量不利于脾胃健康。

莲藕炖肉滋阴助长肉，美丽好享受

藕微甜而脆，可生食也可做菜，具有较高的药用价值。藕能清热滋阴，还能滋补脾胃，所以是妇孺童叟、体弱多病者的上好滋补佳品。

身体瘦弱的阴虚之人，滋阴不妨试试莲藕。莲藕可生食也可熟食，而且药用价值相当高，是历代医家推崇的养生食物，有"灵根"之美名。藕生食和熟食功效不同。中医认为生藕性凉，味甘，能清烦热、止呕渴，还可消瘀。妇女产后或者是慢性疾病患者，体内往往有瘀血。瘀血既是病理产物，又可成为继发性致病因素，因此这两类人更要重视除瘀。莲藕有除瘀功效，食之不会损伤脾胃。正是因为生藕有良好的保健功效，所以民间有"新采嫩藕胜太医"之说。

熟藕的功效也不逊色。如果说生藕偏重于清热除瘀血，那么熟藕则偏重于滋阴，有养胃滋阴、健脾益气的功效，适合阴虚之人食用，是老幼体虚者理想的营养佳品。藕能滋阴强身，所以身体瘦弱的人不妨常食。

当然，身体瘦弱的人除了注重食疗外，更应该重视睡眠。睡眠是比较好的一种滋阴方法。但一般情况下，阴虚有火的人睡眠状况不佳，失眠、多梦似乎是常有的事情，这让很多瘦人头疼不已。这里建议阴虚睡眠不佳者，经常做一下舒展形体的运动，有助于消除疲劳，促进气血循行，进而睡得香甜。另外，卧室要干净整洁，尽量营造温馨的氛围，这有助于放松身心，提高睡眠质量。还应注意晚上睡眠的时候不要想事情，以防引起大脑兴奋，导致入睡困难。总之，只有注重养生，爱惜身体，才能健康长寿。

滋阴增肥课堂

莲藕炖牛肉

配料：莲藕 350 克，牛腩 600 克，八角、桂皮、生姜、干辣椒、香菜、料酒、鸡粉、植物油、盐各适量。

制作方法：莲藕去皮，洗净，切片，浸泡到清水当中；牛腩清洗一下，用热水浸泡 20 分钟，捞出洗净，切块；香菜洗净，切末；坐锅点火，锅热后放入植物油，油热后放入八角、干辣椒、生姜，炒香后放入牛腩，煸炒出香味停火；将煸炒后的牛腩放到砂锅中，放八角、桂皮、生姜，烹入料酒、鸡粉，加适量清水，大火烧开，转小火炖至牛肉快熟时，放入藕片；继续小火炖，炖到藕烂熟，放入香菜末和盐调味即可食用。

提示：莲藕切片后，一定要用清水浸泡，防止其氧化变黑，影响食疗效果。

功效：滋阴强身，常食有助于增强身体免疫能力。

莲藕能滋阴，并且不伤脾胃，所以阴虚的患者可以经常吃莲藕，不仅能泻火，还有助于身体强壮，是一味较好佳肴。

蘑菇是滋阴的全效食品，让瘦人们更强壮

蘑菇营养丰富，有补虚强身的功效，比较适合瘦人食用。但蘑菇种类多，不同的蘑菇功效也不同，所以食用之前要有所了解。

瘦人想身体强壮，告别弱不禁风，自然也要补。经常吃点蘑菇，就有气血双补的功效。蘑菇鲜美异常，风味极佳。

蘑菇不仅味美，还是补虚强身的一把好手。蘑菇能给人体提供丰富的营养，增强抵抗疾病的能力。蘑菇种类多，经常食用的有金针菇、香菇、草菇、猴头菇、平菇、茶树菇等，这些蘑菇固然都有强身补虚的功效，但作用也有区别。下面来具体介绍一下。

蘑菇的种类与功效

种类	功效	营养价值
金针菇	性寒，味甘、咸。具有补肝肾、益肠胃、抗癌的功效	含有多种人体必需氨基酸，且含锌量比较高，适当食用可益智，所以也有"增智菇"的美誉；可抑制血脂升高，降低胆固醇，防治心脑血管疾病

种类	功效	营养价值
香菇	性平,味甘。具有补脾胃、化痰理气、益味助食等功效。食欲缺乏、身体虚弱者可常食,有助于增强食欲,补虚强身	各种维生素含量丰富,维生素D含量尤其丰富,可预防维生素D缺乏导致的佝偻病,也可预防人体各种黏膜及皮肤炎症;可预防血管硬化,降血压和胆固醇
草菇	性凉,味甘、微咸。具有补脾益气、强身、清暑热等功效	维生素C含量高,能促进人体新陈代谢,提高机体免疫力,增强抗病能力;具有较好的解毒功效;含有一种异种蛋白物质,可杀死癌细胞,适合癌症患者食用
猴头菇	性平,味甘。有利五脏、助消化、滋补身体等功效	含有多种氨基酸和丰富的多糖体,能助消化,对胃炎、胃癌、食管癌、胃溃疡、十二指肠溃疡等消化道疾病有较好疗效;含不饱和脂肪酸,可调节血脂;延缓衰老;增强机体免疫能力和抗病能力
平菇	性平味甘,能改善人体新陈代谢、增强体质	含有硒、多糖体等物质,有抗癌功效;含有多种维生素和矿物质,可增强体质,肝炎患者、消化系统疾病患者均可食用;可降血压
茶树菇	性平,味甘。有健脾、止泻、渗湿、利尿等功效	含大量抗癌多糖,有很好的抗癌作用;维生素和矿物质含量丰富,可提高人体免疫力、增强人体防病能力;可防治小儿尿床

蘑菇种类不同,保健功效也略有侧重,对于瘦人来说,如果脾胃不好怕进食寒凉食物的话可以食用性平味甘的蘑菇,诸如香菇、

茶树菇、猴头菇。金针菇性寒，脾胃不佳者食用要慎重。下面介绍两道蘑菇食疗方，瘦人们可用其补虚增肥。

滋阴增肥课堂

猴头菇木耳炖鸡

配料：母鸡1只，猴头菇（水发后）250克，木耳（水发后）100克，鸡汤、生姜、白胡椒粒、盐、糖、米酒、生抽各适量。

制作方法：母鸡宰杀，处理干净，剁块，用开水焯一下；木耳洗净，撕小块；猴头菇洗净；生姜去皮，洗净，切片；将鸡块、生姜片、白胡椒粒放到砂锅中，加适量鸡汤，大火烧开，小火熬1小时，放入猴头菇和木耳，放入糖、米酒、生抽，小火炖30分钟，加适量盐调味即可食用。

提示：为了防止摄入过多油脂，在炖鸡的时候要将上面的浮沫和漂浮在上面的油去掉。另外，高血压、高血脂患者要少食。

功效：补虚强身，健脾益气。

中医名家小讲堂

蘑菇是人们经常食用的食材，虽然蘑菇营养丰富，但食用时要对不同种类的蘑菇功效有所了解，选择最适合自己的，才能起到较好的滋补功效。

山药补五脏之精，让你美丽还长肉

五脏之精的状况直接决定了五脏生理功能的盛衰，若要五脏的生理功能正常，预防脏腑虚衰，就要补充五脏之精。补充五脏之精可以增加山药的摄入量，这是因为山药是补五脏之精的好食材。

◇◇◇

五脏即心、肝、脾、肺、肾的合称。脏，古称藏，所以中医也称为五藏。古时之所以将五脏称为五藏，是有一定原因的。中医理论认为，五脏主要生理功能是藏精。

中医所说的精包括两方面，一方面是先天之精，另一方面是后天之精。所谓的先天之精就是来源于父母的生殖之精，先天之精的强弱直接决定了所孕育后代的身体素质状况。后天之精是由脾胃通过将饮食摄入的水谷进行消化吸收而来的。肾可藏先天之精和后天之精，而其他的脏腑所藏的均为后天之精。

不管是先天之精还是后天之精，均是维持人体生长发育和生命活动的物质基础。正是因为肾中精气的不断充盈，才有齿更发长，才有了孕育能力，气血才能充盈，身体抵抗能力强，生殖功能旺盛。当然，除了肾精外，其他脏腑之精也是功不可没的。总之，脏腑之精充盈，身体健康才能得到保证，也才能更具活力。

精足不仅关乎身体方面，也关乎一个人的精神状况，关乎一身之气。正因为如此，中医才有"精满则气壮，气壮则神旺"之说。一个人若是在日常生活中，说话经常有气无力，做什么事情都没有幸福感，平素精神萎靡不振，这种人不仅需要心理调试，也需要补五脏之精。通过补五脏之精来让自己精力充沛。脏腑之精还有固护机体、抗御外邪的作用，这就是中医所说的"正气存内，邪不可干"的道理。

五脏之精亏虚的表现

五脏之精	症状表现
肝精	肝主筋，所以肝之阴精能养筋。若是肝精不足，筋失所养，就会筋骨疼痛。肝精不足，肝阳偏亢，则会出现肢体震颤等症。肝主目，肝精血不足，眼睛失养，眼睛就会干燥
肾精	肾主生殖。若是肾精不足，生殖能力必将受到影响，会出现不孕不育、阳痿、早泄、月经不调等诸多问题。肾精能化生肾气，肾气是人生长壮老死的根本所在。因此无论是为了"性福"，还是为了自身身体健康，都应重视养护肾精，保证肾精不亏虚
心精	心精不足主要体现在血不养心，一般会出现心悸、头昏目眩、面色少华等不适症状
脾精	脾阴亏虚，脾失于濡养，导致脾散精不足、运化失常。脾精不足，主要症状表现为饥不欲食、肌肉消瘦、体倦乏力等。一般来讲，营养不良者都应该重视对脾胃的调理
肺精	肺精能濡养肺，若是肺精不足，肺失所养，人就会出现呼吸方面的问题，这是由肺司呼吸的功能所决定的。另外，肺与大肠互为表里，肺精不足还会影响大肠的传导功能，使患者出现肠燥便秘的问题。肺主皮毛，所以肺精不足，还会导致皮毛失养，使患者出现皮肤粗糙、毛发枯槁等问题

五脏之精都具有十分重要的作用，所以脏腑之精不能虚。若是脏腑之精不足，就要补其不足，以维持脏腑正常的生理功能。

山药可补五脏之精，尤其是对肺、脾、肾之精补益功效更佳。山药为白色，根据中医五行理论，白色入肺，所以山药能滋阴润肺，对肺起到良好的滋补作用。山药味甘，甘味入脾，脾胃为后天之本，脾又能输布水谷之精，可以涵养脏腑和身体。山药还能补肾生精。

肾是一个人先天和后天身体状况的决定性因素。若是肾的生理功能不佳，必将身体衰弱，出现早衰，甚至危及生命。因此不妨经常吃点山药以补五脏之精。

经常吃点山药，不仅身体好，容颜也好。对此，一些中医古籍里面也有记载，诸如《神农本草经》认为山药能"补虚羸……长肌肉"；《本草纲目》认为山药有"益气力，长肌肉，强阳，久服耳目聪明，轻身不饥，延年"，并能"润皮毛"；《太平圣惠方》认为山药可"益颜色"；近代名医张锡纯在《医学衷中参西录》中说："山药之性，能滋阴又能利湿，能滑润又能收涩，是以能补肺补肾兼补脾胃，且其含蛋白质最多，在滋补药中诚为无上之品，特性甚和平，宜多服常服耳。"山药对皮肤干燥、毛发枯萎、肌肉消瘦、"豆芽菜"体型的人有较好的美容保健效果。

滋阴增肥课堂

山药鸽子汤

配料：鸽子1只，山药适量，玉竹10克，麦冬10克，枸杞子5克，盐、八角、料酒、鸡精、生姜各适量。

制作方法：鸽子宰杀，处理干净，洗净；山药去皮，洗净，切块；生姜去皮，洗净，切片；玉竹、麦冬洗净；将鸽子、玉竹、麦冬、姜片、枸杞子放到砂锅中，加适量清水，倒入料酒，放入八角，大火烧开，转小火炖1小时，放入山药，炖到山药烂熟，加入鸡精、盐调味即可食用。

提示：女性常食用，可补虚强身。

功效：强健脾胃，促气血化生。

山药排骨汤

配料：排骨500克，山药、盐、八角、料酒、鸡精、生姜各适量。

制作方法：排骨剁块，在温水中浸泡一会儿，也可以用淘米水来清洗，洗净，用开水焯一下；山药去皮，洗净，切块；生姜去皮，洗净，切片；将排骨放到砂锅中，加适量清水，倒入料酒，放入八角、姜片，大火烧开，转小火炖1个半小时加入山药，炖到山药烂熟加盐、鸡精调味即可食用。

提示：炖汤时要少放盐。

功效：补脏腑之精，促气血化生。

中医名家小讲堂

关于如何养生，中医有这样一句话："欲不可纵，纵则精竭。精不可竭，竭则真散。盖精能生气，气能生神，故善养生者，必宝其精，精盈则气盛，气盛则神全，神全则身健，身健则病少。神气坚强，老而益壮，皆本乎精也。"精气神是人身之三宝，而气与神都离不开精这个物质基础，所以在日常生活中要节制欲望、控制性欲，以此达到强壮身体的目的。

芹菜，广受大众欢迎的清热菜

芹菜是常见的绿叶蔬菜，水嫩多汁，有清热功效，适合容易上火的瘦人食用。

芹有水芹、旱芹之别。水芹，又叫河芹、水英，主要生长在潮湿的地方。旱芹生于平地之上，一般来说我们吃得芹菜主要是旱芹。和水芹相比，旱芹药用更佳，气味也更浓烈，所以也有香芹之称。

芹菜根有赤色和白色两种，赤色有毒，不宜食用。对此，《本草纲目》中有"赤芹害人，不可食"的警告。

芹菜性凉，能清热，有助于抑制过亢的肝阳，起到清热降火的作用。对于容易上火的瘦人来说，阴虚阳亢为本，所以防治策略应为平肝息风。

火热邪气可伤阴。阴有滋养作用，阴虚身体失养则形体瘦弱，这样的人一定要重视调养，否则身体健康就会出现多种问题。芹菜能清热，还能补血。这是因为芹菜含铁量较高，所以能起到补血作用，若是血虚不妨适当吃点芹菜，尤其是女性月经后要重视补血，可以适当吃些芹菜。

滋阴增肥课堂

芹菜粥

配料：新鲜芹菜 60 克，粳米 50 ~ 100 克。

制作方法：将芹菜洗净切碎；粳米淘洗干净，入砂锅，加适量清水，大火煮沸，放入切碎的芹菜，小火熬到米烂熟即可食用。

提示：女性常食，可补虚强身。

功效：滋阴清热，促气血化生。

芹菜炒香干

配料：芹菜 100 克，香干 1 块，香葱、盐、植物油各适量。

制作方法：芹菜去根，洗净，切段；香干洗净，切丝；香葱洗净，切碎；香芹入开水焯一下；坐锅点火，锅热后放入适量植物油，油热后放入香葱，煸炒出香味放入香干，急火快炒，炒3分钟左右，投入芹菜，煸炒一下，加入适量盐即可食用。

提示：芹菜叶子的养生功效更好，不宜弃用。

功效：滋阴清热，促气血化生。

----- 中医名家小讲堂 -----------------------------

肝火大、身体瘦弱的人往往血压比较高，芹菜还能起到降压功效，所以有高血压的人可常食。

第九章

人人自带"增肥药","滋阴穴"让瘦人更有型

穴位治疗是最好的强身妙药,身体瘦弱的人不妨经常对这些穴位进行刺激,以强大气血,让身体丰腴的同时也能更健康。

"三阴交穴"滋补肝脾肾,增肥有指望

三阴交穴,是脾经、肝经、肾经交汇穴,有助于增强肝、脾、肾三脏的生理功能,进而强气血,壮身体。对于身体瘦弱之人来说,经常刺激三阴交穴,增肥就不是梦想。

◇◇◇◇◇◇◇◇◇◇◇◇◇◇◇◇◇◇◇◇◇◇◇◇◇◇◇◇◇◇◇◇◇◇◇◇

三阴交穴是脾经、肝经、肾经交汇穴,对此穴位进行刺激,可以激发肝、肾、脾三脏的生理功能,而肝、肾、脾三脏生理功能的强弱又决定了血液是否充盈。可以说,刺激这个穴位就是在给人体补血。对于身体瘦弱之人来说,刺激三阴交穴不仅有助于补血增肥,还能远离一些疾患困扰。

下篇
瘦人多阴虚,
滋阴让瘦人更丰腴有型

127

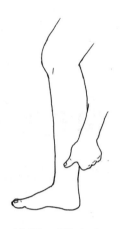

按揉三阴交穴

刺激三阴交穴能补血，因为对这个穴位进行刺激能增强肝、脾、肾三脏的生理功能，进而起到强气血的功效。我们先来了解一下肾的作用。中老年人都很重视补肾。因为肾中精气的状况决定了一个人的生长壮老死。中老年人肾中的精气日渐不足，所以身体状况也会日渐不佳，如果不加以调养补虚，肾中精气亏虚严重，就会加快衰老，容易出现身体健康方面的问题。

肾精和血之间是相互滋生的关系，精可化血，血可生精。肾中精气不虚，就有助于促血化生，血液是身体的营养液。为此把肾补好就能起到增肥强身的功效，更有助于益寿延年，让老年人平安度过晚年。

和肾一样，肝也是一个与身体健康息息相关的脏腑。中医认为肝主疏泄，肝好，一身气机就顺畅，心情就好。有些瘦人平素郁郁寡欢，可以从调肝着手，让自己拥有一个好心情。心情舒畅了，身体自然也就健康了。

中医认为，脾为后天之本，气血生化之源。脾胃功能正常，气血旺盛，则肌肤营养充盈，自然不会干枯萎黄。一旦脾虚，气血不得化生，津液得不到布散，气滞血瘀，自然身体就比较瘦弱。另外，中医认为脾主肌肉。脾的生理功能状况和肌肉的关系也很密切。脾胃对食物的消化吸收能力下降，肌肉得不到由脾源源不断输送的水谷精微的滋养，不仅会导致身体瘦弱，甚至还会导致肌肉萎缩。对此，中医古籍《黄帝内经·素问·太阴阳明论》："脾病……筋骨肌肉皆无气以生，故不用焉。"

增肥、美容、祛病、延年，这是每个人都在努力做的事情。做到这些，就要养好肝、脾、肾。养好肝、脾、肾最好的法子就是刺激三阴交穴，每天揉一揉、按一按，惊喜就会出现。

滋阴增肥课堂

1. 按摩三阴交穴

三阴交穴在小腿内侧，内踝尖上 3 寸，胫骨内侧缘后方。用拇指对三阴交穴进行按揉，每次可按揉 10 分钟左右，应长期坚持，方有较好疗效。

2. 艾灸三阴交穴

将艾条点燃，对准三阴交穴进行艾灸，每次可艾灸 10 ~ 20 分钟。

中医名家小讲堂

对于女性来说，三阴交穴是一个非常重要的穴位，有养血补血作用。女人以血为本，以血为用，因此要关照好此穴位。另外，也可以经常刺激关元穴。关元穴是保健养生的大穴，对关元穴进行刺激，有助于增强脏腑的生理功能，使气血和顺，阴阳和调，有助于增强身体的免疫能力。

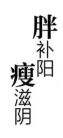

"阴陵泉穴"顾名思义，滋阴大穴养生很给力

阴陵泉穴五行属水，能滋阴去火，因其是脾经上的合穴，所以也可改善脾胃，增强脾胃对血的化生，从而加强滋阴功效。

◇◇◇◇◇◇◇◇◇◇◇◇◇◇◇◇◇◇◇◇◇◇◇◇◇◇◇◇◇◇◇◇

　　女人滋阴不妨经常对一些滋阴大穴进行刺激，阴陵泉穴就是其中的一个。阴陵泉穴乃足太阴脾经合穴。中医所说的合穴是指经气较盛、能深入脏腑、增强脏腑生理功能的穴位。因此在日常生活中可利用好脾胃的合穴，以使脾胃相互配合，促进对食物的消化吸收和营养输送，此来促进血的化生，达到滋阴的目的。脾的合穴为阴陵泉穴，胃的合穴为足三里穴，这两个穴位都是保健养生经常用到的穴位，其原因无外乎两个穴位所在处经络之气强，有助于改善脏腑状况，从而调和身体中的阴阳气血偏颇。

　　虽然脾胃经上的其他穴位，也可以增强脾胃生理功能，但合穴经络之气最强，因此安抚脾胃的功能也最好，不妨常用。

　　根据中医五行理论，穴位和脏腑一样也具有五行属性，也具有相关的五行属性特征。阴陵泉穴五行属水，水性寒，因此这个穴位能清燥利湿，还能滋阴。

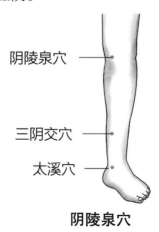

阴陵泉穴
三阴交穴
太溪穴

阴陵泉穴

阴虚的时候往往会感觉到燥热，阴虚越严重，往往燥热也就越严重。尤其是春秋两季，身体更是燥得很。春天与肝相应，到了春天肝阳开始升发，相对其他季节而言，人的心情也会比较舒畅，即便没有什么高兴的事情，也会感觉比较愉悦，这实际上就得益于肝主升发的作用。但春天肝气升发过旺，就会导致内热，阴陵泉穴能除热，因此春天不妨常按阴陵泉穴，以泻掉多余的火气。

另外，春天肝火旺会损伤脾胃，所以脾胃也比较容易生病。阴陵泉穴能滋阴、强脾胃，只要春天的时候多按，身体就会安，就会少生病。有些小孩子脾胃较弱，正气不足，春天气候一下子转暖，气候变化大，身体容易出现不适。为了预防小孩子患病，春天的时候也可以多按阴陵泉穴。

秋天也要经常刺激阴陵泉穴，以缓解秋燥。五行中肺属金，脾属土，土能生金。但秋天属金，性燥，所以秋天肺容易阴虚而导致身体燥热。如果原本就阴虚，到了秋天，内热会加重，出现咽喉疼痛、嗓子干燥、皮肤干痒等症状，这些身体不适会严重影响脾胃和肺的健康，也会影响人的心情。

阴陵泉穴能清热，能滋阴，还能呵护好脾胃，因此春秋两季多按按，就能轻松解决燥热的问题，同时还能让自己有一个好胃口。

滋阴增肥课堂

按揉阴陵泉穴

每天用大拇指对阴陵泉穴按揉3～5分钟即可，阴陵泉穴在小腿内侧，胫骨内侧髁后下方的凹陷处。需要长时间坚持，可强脾胃，滋阴去火。

有些老年人小腿经常肿胀，这与脾胃不和有关系，阴陵泉穴能除湿健脾，所以也可消肿。常揉阴陵泉穴，消小腿肿胀效果好。

"照海穴"滋阴效果强，迅速滋阴迅速胖

照海穴是肾经上的穴位，对此穴位进行刺激，可滋阴清火，对于改善肾阴虚所致身体不适有所帮助。

照海穴使阴跷脉和肾经相互沟通。阴跷脉可以滋助肾经津液血，使肾水充盈。肾水为一身阴液之根本，肾水充盈，自然其他脏腑就可以得到充分涵养，火热邪气也难以在身体当中兴风作浪。

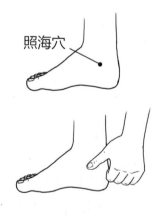

照海穴

按揉照海穴

照海穴能滋阴，还能清热，所以对肾阴虚导致的咽喉疼痛、声

音嘶哑有良好的改善作用。睡眠不好的人也可以按摩此穴位，长期坚持有助于改善睡眠质量。根据中医五行理论，肾属水，心属火，肾水可以克制心火，若是心火比较大，往往是肾水出了问题，是肾水不足造成的。照海穴不仅能除心火，还能滋肾水，防止火气上扰，自然就有助于改善睡眠质量。

若是目赤，经常头晕头痛，这与肝阴虚有关，也可以经常按揉这个穴位。根据中医五行理论，肝属木，肾属水，肾水能涵养肝木，肾水不足，肝木失涵养，火气大也是情理之中的事情，所以不妨经常对照海穴进行刺激，以此来改善肝火旺导致的身体不适。另外，精血之间是相互化生的关系，中医将精血之间的关系称为"精血同源"，即精可生血，血可生精。肾精可助肝血，肝血充盈的情况下自然肝火也就降下来了。

滋阴增肥课堂

按揉照海穴

可用大拇指对此穴位进行按揉，每次按揉 10 分钟即可，照海穴在内踝尖下凹陷处。

中医名家小讲堂

有的人急于求成，按摩治疗坚持几天未见明显的效果就放弃了。实际上不仅仅是按摩，就是其他调养身体的措施，都需要长期坚持，只有长期坚持才能有一个较好的疗效。穴位按摩更是需要我们有耐心。照海穴位于脚踝处，操作起来比较容易，每天坚持按摩该穴，对身体健康是有好处的。尤其是中老年人，由于年纪的关系，身体虚弱，更应经常坚持按揉，定会促进健康，老当益壮。

"太溪穴"强补肾阴，滋一身阴液

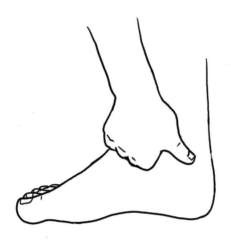

按揉太溪穴

太溪穴位于脚的内踝与跟腱之间的凹陷处，有较好的滋阴功效。此穴是肾经的原穴。所谓原穴是脏腑的气血经过和留止的部位，这个穴位的气场是非常大的。对原穴进行适当刺激，就可以激发相应的经络功能，强大相应的脏腑力量。

元气是维系生命之根本，而按揉太溪穴能强大元气，自然这个穴位在保健养生中就具有不可低估的重要作用，成为保健养生中经常用到的一个穴位，也是治疗一些疾病少不了的穴位，诸如配少泽穴治咽痛、牙痛；配飞扬穴治头痛目眩；配肾俞穴、志室穴治遗精、阳痿、肾虚腰痛（《腧穴学》）。

太溪穴不但是肾经的大补穴，还是全身的大补穴。因为太溪穴偏重于补先天，可补先天之精不足，防止元气亏虚以致身体损伤。因此不妨在日常生活中利用好这个养生大穴，让身体因此而受益无穷。

滋阴增肥课堂

按揉太溪穴

用大拇指对此穴位进行按揉，每次按揉10分钟即可。

中医名家小讲堂

太溪穴是偏重于补先天不足的。先天不足一般除了重视补肾外，还应重视滋补脾胃，增强脾胃的生理功能。这是因为增强脾胃的生理功能有助于强肾，这也是中医所谓通过补养后天来弥补先天的不足。补后天不足可对足三里穴进行按揉。所以我们在按摩太溪穴的时候，最好顺便也按摩一下足三里穴，来达到后天和先天皆得所养的目的。

第十章

瘦人难言之隐比较多，滋阴养生让健康无虞

瘦人们经常被一些问题所困扰，诸如身体虚弱、面色无华，有些瘦人甚至三天两头生病，这着实让他们苦不堪言。实际上，滋阴就可以解决瘦人们的苦恼，滋阴让瘦人得到充足的滋养，身体必将强壮。

便秘用"黑芝麻蜜"，滋阴促便好长膘

肾阴是一身阴液的根本，所以阴虚便秘者要滋阴补肾。滋阴补肾的同时还要清热，增强身体的免疫能力。要集清热、补肾、滋阴于一体，不妨试试"黑芝麻蜜"，有较好疗效。

◇◇

排便是人体正常的生理活动。倘若排便出现了问题，诸如便秘或者是腹泻，这都是身体不健康的一种表现。

大肠是身体里面的传导之官，主要负责将身体里面的糟粕排出体外，以保证毒素不会堆积，阴阳气血不至于逆乱，脏腑正常的生理功能不受影响。大肠里面的津液相当于肠道中的润滑剂。如果大

肠燥热、不润滑，大肠中的津液不足，大便干结，就不容易排出去。

古人说："欲得长生，肠中常清，欲得不死，肠中无滓。"肠道通畅是健康长寿的保证。若是肠道不通,会导致毒素内停,甚至上扰,进而导致气血逆乱，脏腑功能失调，诱发疾病。

此外，肠道不通畅也会影响到容颜。身体中的毒素越积越多，气血逆乱，脏腑失调，自然会影响到气血津液对肌肤的滋养。肌肤失养，脸色发暗、粗糙，衰老加快。若想肌肤好，保持大便通畅少不了。对于大便不通畅的瘦人来说，最容易出现便秘。

当然，便秘不一定都与阴虚有关系，一般来说阴虚引发的便秘患者还会兼有舌少津或舌淡无苔，脉细弱等。除了阴虚便秘外，身体有寒、气虚等都会引发便秘。

对于阴虚导致的便秘，应双管齐下，一方面要滋阴，一方面要补肾。虽然大肠负责将糟粕排出体外，保证身体舒畅轻松，但大肠能否完成本职工作也往往取决于肾的功能。中医理论认为，肾阴是一身阴液的根本，肾阴能滋其他脏腑之阴，保证其他脏腑不燥。

对此，中医古籍也多有论述，诸如《黄帝内经·素问·上古天真论》中说："肾者主水，受五脏六腑之精而藏之。"《黄帝内经·素问·逆调论》中说："肾者，水脏，主津液。"金代李杲在其所著的《兰室密藏·大便结燥》中更是直接指出了肾与便秘之间的关系："夫肾主五液,津液润则大便如常。……又有年老体虚,津液不足而结燥者。"

对于阴虚瘦弱之人来说，大便顺利排出体外，先决条件是大肠不燥，大肠不燥就需要肾水足，因此滋阴养肾是必要手段。滋阴养肾可以经常吃"黑五类"，它们都是养肾的好手，可助肾精足。

对于"黑五类"中的黑芝麻，大家并不陌生。黑芝麻不仅甘香，还具有较好的补肾作用。中医认为黑芝麻可滋阴补肾生精，有助于改善阴虚导致的便秘。另外，还有助于改善肾精不足导致的多种不适，诸如眩晕、须发早白、脱发、腰膝酸软、四肢乏力、五脏虚损、皮燥发枯等，经常食用黑芝麻还可益寿延年。对于黑芝麻的神奇功效，《本草纲目》说："服（黑芝麻）至百日，能除一切痼疾。一年身面光泽不饥，二年白发返黑，三年齿落更生。"

用"黑五类"补肾阴的同时，还要注意清热，有补有清效果才更好。清热可用蜂蜜。蜂蜜味甘甜，深受人们青睐

蜂蜜能滋补脾胃，有强身健体功效，可增强身体的免疫能力，还能滋阴润肺，因此经常咳嗽的人喝点蜂蜜水也会有效果，也比较适合阴虚大便干燥的人食用。蜂蜜和黑芝麻搭配制作成浓稠香甜的黑芝麻蜜，阴可滋，热可去，身可强。对于瘦弱之人来说，不仅便秘得以改善，身体还会日渐丰腴，肌肤也会越来越白皙光泽，真可谓是好处多多。如果你此刻正在被阴虚便秘所扰，而且不知所措，那么不妨每天吃点黑芝麻蜜吧，花最少的钱解决你最大的烦恼。

滋阴增肥课堂

黑芝麻蜜

配料：蜂蜜 2 ~ 3 勺，黑芝麻（炒熟）50 克。

制作方法：黑芝麻研碎，放到杯子中，兑开水 200 ~ 300 毫升，调成糊状，等其变温时，调入蜂蜜，搅拌均匀即可食用。早晚各 1 次。

提示：倒入开水后，要等芝麻糊变温后再放入蜂蜜，以防影响疗效。

功效：润肠通便，清热除烦。

中医名家小讲堂

"朝朝盐水，暮暮蜜糖"，是古人总结出来的养生之道。咸入肾，

有滋阴补肾功效；蜂蜜能滋阴清热。所以这一养生方法也比较适合身体瘦弱、阴虚有火、便秘者。不过无论是盐水还是蜂蜜水，都不要太浓。

痔用"黑木耳柿饼汤"，益气滋阴化痔

湿热下注，气血瘀滞，会导致痔的发生，饮食上可以食用"黑木耳柿饼汤"，有助于促进痔好转。

痔是一种多发病，发生在肛门周围，属于肛肠疾病。患者会有疼痛感，严重时会坐立不安。

有些人之所以会患上痔，和经常坐着关系很大。经常坐着，很少站起来活动，导致气血循环不畅，容易气滞血瘀。浊气瘀血流注肛门就会生出痔。

当然，久坐不动不仅会引发痔，颈椎病、腰椎病、肌肉酸痛、便秘这些问题也会不约不至。因此，久坐一族一定要经常动一动。经常站起来走一走，舒展一下腰腿，花费不了多长时间，但对于身体健康却是大有裨益的。如果实在不想站起来，也可以坐在椅子上运动一下。诸如可以坐在椅子上，背挺直，慢慢将上半身先向左转，再向右转，反复做十几次，有助于通畅气血。

预防痔可以经常提肛。全身自然放松，夹紧臀部及大腿，舌抵上腭，吸气，同时肛门慢慢向上提收。提肛后呼气，放松全身。每次可做 10 多遍,坚持每日早晚各锻炼 1 次。经常提肛可以活血祛瘀,消除痔,减少肛门直肠疾病的复发。

痔除了与气滞血瘀有关外,还与气阴两虚有关。气阴两虚,身体正气不足,导致湿热邪气郁结体内。湿热会进一步耗损一身津液血,湿热还会向下流窜,引发痔。湿热下注,患者一般还会有身重疲乏、舌苔黄腻、小便淋涩赤痛、会阴部胀痛等表现。

饮食不节会导致阴虚内热,阴虚内热会引发痔。因此,预防痔就要注重饮食,不要过食辛辣或膏粱厚味。已经患上痔的人,为了不让痔加重,促进痔好转,解决阴虚内热的问题,也需要注重饮食。对于阴虚内热者而言,食用甘凉或者是平和食物能起到滋阴作用。诸如枸杞粥、山药排骨汤、老鸭汤,都是比较好的滋阴汤饮和佳肴,可以经常食用。

对于痔患者来讲,还有一种食物也是不能错过的,这种食物就是黑木耳。黑木耳是著名的山珍,可食、可药、可补,是较好的养生佳品。黑木耳是黑色食物,根据中医五行理论,黑色能滋阴补肾。肾阴又是一身阴液之根本,食用木耳能滋阴去热。黑木耳能补肾生精,精能生血,对于痔便血患者而言,食用黑木耳可预防血虚。另外,黑木耳还有清肺益气作用,可以保持呼吸道健康。食用黑木耳能养气、滋阴养血,有助于促进痔好转。

黑木耳柿饼汤中还用到了柿饼。柿饼是用柿子加工制作而成的一种果干,有清热润肠作用。黑木耳和柿饼相互搭配,清热的同时兼能滋阴益气,对于痔有较好的改善作用。

痔患者食疗的同时,若能配合按摩,效果会更好。痔患者可以经常对承山穴进行按压。每天可用大拇指对此穴位进行按揉,每次 5 分钟左右即可。承山穴在小腿后侧正中,当小腿伸直、足跟上提时,小腿中段出现尖角凹陷处即是本穴。

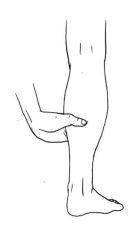

按压承山穴

滋阴增肥课堂

黑木耳柿饼汤

配料：黑木耳5克，柿饼30克。

制作方法：黑木耳泡发，洗净，撕小块；柿饼洗净，切块；将柿饼和黑木耳放到砂锅中，加适量清水，大火烧开，煮烂，即可食用。

提示：每天可食用2次，可以加适量蜂蜜调味。

功效：益气滋阴，祛瘀止血。

中医名家小讲堂

菠菜也是痔患者的首选食材，对痔有防治作用。清代王士雄撰写的《随息居饮食谱》中记载："菠菜，开胸膈，通肠胃，润燥活血，大便涩滞及患痔人宜食之。"清代黄宫绣编著的《本草求真》中也说："菠菜，何书皆言能利肠胃，盖因滑则通窍，菠菜质滑而利，凡人久病大便不通，及痔漏关塞之人，咸宜用之。"痔患者不妨常食。

失眠可用"酸枣仁汤"来滋阴安眠

对于瘦弱之人来说，有很多烦恼，失眠就是其中之一。失眠，中医称为"不寐"，指睡眠时间不足或质量差，具体表现是，一晚上头脑都异常清醒，只睡了很短时间或者是一晚上没合眼；睡着后很快就醒了，总是睡不踏实；醒后不易再入睡；时睡时醒；即便睡着了，似乎也没真正入睡；整晚做梦。

失眠的原因可归结为三种，一是心藏神，如果心血不足，心火大，导致心不藏神，就会出现失眠；二是肝主一身气机疏泄，肝气最容易郁结，肝气郁结则容易化火，肝火可上升，引发失眠；三是中医有"胃不和则卧不安"的说法，正常情况下胃气应该是下行的，以降为顺，如果脾胃不舒，胃气上逆，自然会扰乱清明，导致人难以入睡。

找到失眠的原因后，就可以采取措施来调治了。失眠与心、肝、脾胃都有关系，可以用酸枣仁来调理。酸枣仁味甘、酸，酸入肝，酸能滋肝阴、养肝血，能起到降肝火的作用；酸枣仁色红，入心，能补血养心，使心安宁。对酸枣仁的功效，《神农本草经》中记载："补中益肝，坚筋骨，助阴气，皆酸枣仁之功也。"

酸枣仁能助阴气，阴气得长，则火气得降。身体里面的火气降下来，火气不上扰神明，自然睡得踏实安稳。可以试试用酸枣仁汤治疗失眠。酸枣仁汤见于东汉张机所著的《金匮要略》一书。酸枣仁汤能补血滋阴、除烦热，所以有助于促进睡眠。酸枣仁汤助睡眠的同时，还能让肌肉丰腴起来，让瘦人们变得更强壮。

失眠患者还应学会享受生活。失眠者一般都是经常思虑者，情感比较丰富。人都有情感，也都会思虑，但不要让自己深陷一些不良情绪中难以自拔。凡事不要过于计较、过于在乎，豁达一些，乐观一些，想开一些，你所得到的肯定比之前要多得多。一个人只有心中充满阳光，生活中才能充斥阳光的味道。所以你的心倘若还是很烦躁，很失落，不妨对自己说"尽力就好"。只要心安，失眠就会走远，健康就会常在，微笑就会常来。对于一个人而言，还有什么比健康和快乐更重要的呢？

滋阴增肥课堂

酸枣仁汤

配料：酸枣仁60克，甘草50克，知母、茯苓、川芎各100克。

制作方法：上述中药洗净，先将酸枣仁放到砂锅中，加水8升，煮到6升，再将其他中药放入，煮到3升，1天分3次服完。

提示：服用酸枣仁汤期间要忌辛辣、油腻，以防影响疗效。

功效：养血安神，清热除烦。

中医名家小讲堂

身体瘦弱的失眠者，用酸枣仁煮粥食用，也有较好疗效。准备酸枣仁末15克，粳米100克。先以粳米煮粥，临熟，下酸枣仁末再煮10分钟左右即可，对于心悸、失眠、多梦、心烦等症也有较好疗效。

口气影响社交，"藿香茶"让你吐气如兰

如果一个人的口气不好，自然会影响到社交，容易导致人不自信，

所以口臭不能忽视。经常用藿香泡茶喝，对于口臭有较好的改善作用。

◇◇◇◇◇◇◇◇◇◇◇◇◇◇◇◇◇◇◇◇◇◇◇◇◇◇◇◇◇◇◇◇◇

一些瘦人往往口气不佳，不敢随意开口说话，生怕让自己陷入尴尬境地。为了远离不良口气，让口气清新如兰，瘦人们没少想办法——每天多刷几次牙，嚼口香糖……尽管花费了很多心思，费了很多力气，可往往不如意。于是，只能让自己越来越陷入社交中的被动地位。言语少了，欢笑少了，烦恼却越来越多。

对于这样的瘦人而言，之所以用了很多办法，口气却没有得到相应改善，是因为他们没有抓住问题的根本，没有对症而治。口气和脾胃的关系最密切，可以说口气是脾胃状况的信号。口气清新如兰，这样的人脾胃生理功能比较好。如果口气不佳，则表明脾胃出现了问题。对于瘦人们来说，改善口气要从调理脾胃着手。

脾胃之所以能导致口臭主要有两方面的原因。脾和胃是一对好搭档，平时它们分工明确。其中胃主要负责对水谷进行消化和腐熟，然后将吸收的水谷之精通过脾传送到四面八方，为身体提供充足的营养。若是其中任何一个环节出现问题，都会导致营养不良，所以脾胃好是健康最基本的保证。另外，脾是散发水谷精微的，脾气主升，胃气则主降，气一升一降，使得清新之气向上走，浊气下行，一旦脾胃之气升降失常，浊气也上行了，口臭自然也就来了。

远离口臭就必须有一个好脾胃。脾胃好，首先要养成良好的饮食习惯，平时少吃膏粱厚味，少吃辛辣之物。这些食物会使脾胃的消化动力变弱，还会助火生痰，损伤脾胃。现如今，患胃病的人越来越多，饮食不节往往是主要原因。

调理脾胃除口臭，除了要养成良好的生活习惯外，还可以经常用藿香泡茶喝。中医认为藿香可散表邪、化里湿、醒脾开胃，对于湿浊中阻、胃失和降而导致的倦怠、胃脘痞闷、恶心、呕吐、口中发黏等症都有一定疗效，可以有效改善脾胃的功能，助脾胃之气升降有序。加上其气味芳香，所以脾胃有湿、脾胃之气升降失常的口臭者用藿香泡茶喝是比较有好处的。

滋阴增肥课堂

藿香茶

配料：藿香 15 ~ 20 克。

制作方法：沸水冲泡，盖闷 10 分钟，代茶频饮。

提示：服用此茶期间要忌辛辣、油腻，以防影响疗效。

功效：调脾胃，除口臭。

中医名家小讲堂

口臭者饮食上要忌辛辣、厚味，日常饮食要有规律，这样有助于增强脾胃的生理功能，对于改善口臭也是大有帮助的。

过早进入更年期，"加味玫瑰花茶"
助你轻松解烦恼

瘦人往往会过早进入更年期，这与肝肾虚弱有关系。为了预防更年期提前到来，解决更年期诸多的不适，不妨常饮"加味玫瑰花茶"，清热、疏肝、滋阴，有气血双补功效。

衰老不可避免，人到中年以后，当身体状况一天不如一天的时候，对于衰老的担忧也就会日益多起来。这其中有两种原因，一种是对于上了年纪的恐慌，另外一种则是身体经常会出现一些不适的症状，诸如潮热、出汗、眩晕、头痛、手指麻木、失眠、激动易怒、抑郁、记忆力减退、工作能力下降等。这些不适症状不仅让身心备受煎熬，同时也影响了正常的工作和生活。

中年向老年迈进的过程中身体会出现不适症状，女性一般在绝经和绝经前后的一段时间，男性一般在 50～60 岁这一阶段。这段时间就是人们所说的"更年期"。医学上将这段时间身心出现的各种不适症状称为"更年期综合征"。适当调理，能让身心舒畅，预防疾病发生。

更年期身体出现不适症状的根本原因在于五脏六腑及气血功能衰退，其中以肝肾亏虚为根本。只要适当调理就可以转危为安，平稳度过更年期。

更年期是人生要经历的一段时期。但是有些人年纪轻轻，却出现了更年期的一些不适症状。

有些女性年纪不是很大，依旧有月经，但却出现了更年期的症状，往往衰老得快，比较憔悴，没有精神，生命活力也不强。这与肝肾亏虚有密切关系。

中医理论认为，肾是一个非常重要的脏腑，决定了人的生殖能力，同时也决定了人的生长壮老死。无论是为了具备良好的孕力，还是要让身体健康，充满活力，都要养肾，使肾精充盈。

更年期常会出现面红潮热、眩晕头胀、易怒等症状，这和肝血不足、肝气郁结有关系。肝主疏泄，肝气以舒畅为顺。如果肾精不足，则肝失所养，易导致肝血不足，肝气郁结。郁结之气可化火，加上本身肝阴不足，这种情况下肝火大。肝火上扰清明，则面红潮热、眩晕头胀；肝气不舒，则易怒、胸闷。

解决更年期困扰，补肾还要养肝，肝肾同养才能身体安康。建议有更年期症状者经常喝喝"加味玫瑰花茶"，可以缓解更年期症状。

玫瑰花不仅芳香艳丽，让人的生活充满惊喜和浪漫，还具有较好的理气解郁功效，帮助人们解除心中的苦恼、抑郁。如果心情经常不舒畅，又容易发火，只要喝点玫瑰花茶，不良情绪便可得到缓解。总之，用玫瑰花泡水喝，或者是用玫瑰花煮粥食用，都有安抚、稳定情绪的作用。

玫瑰花不仅能理气郁，还能活血化瘀。脏腑虚的人，往往因为气血不畅而出现气滞血瘀。气滞血瘀会导致面色不佳，女性还会出现痛经,经色紫暗有块,甚至还会引发肿瘤。平素用玫瑰花进行食疗，能让自己的脸色同花瓣一样变得红润起来，还能解决一些女性问题，预防肿瘤，让我们的身体更健康。

玫瑰花是养肝的，在冲泡玫瑰花茶的时候可以在里面放点枸杞子和蜂蜜。枸杞子能补肾精，还能滋肝阴，蜂蜜能清热。这样一来，阴虚火旺的瘦人们就无须担忧更年期提前到来了。即使是已经到了更年期，也能够平稳度过，做健康阳光女人或幸福自信男人。

滋阴增肥课堂

加味玫瑰花茶

配料：枸杞子 20 颗，玫瑰花 5 朵，蜂蜜适量。

制作方法：枸杞子洗净；玫瑰花洗净；将玫瑰花入砂锅，在开水中煮 1 分钟，捞出；玫瑰花和枸杞子一起入杯中沸水冲泡；温热后调入蜂蜜饮用。

提示：单用玫瑰花泡茶偏重于养肝，加入枸杞子则可肝肾同养。

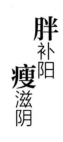

功效：理气解郁，补肾养肝。

中医名家小讲堂

阴虚瘦弱有更年期症状者，平时应注意饮食，调养脾胃。另外，不要过于劳心劳力，劳心劳力太过，易使阴血暗耗，不利于身体康复。

瘦人爱长斑生皱纹，用丹参乌鸡汤来美容颜

丹参乌鸡汤中的丹参可活血化瘀，乌鸡可强壮身体，所以这道汤比较适合阴虚火热、气色不好的人。

瘦人火气大，容易出现气滞血瘀的问题。气血运行不畅，肌肤失养，脸上就容易出现斑斑点点。这种情况下用点丹参来食疗是比较合适的。丹参为植物丹参的干燥根及根茎，主要功效为活血散瘀。瘀血阻塞脉道，影响气血的正常运行，是导致脸上出现斑斑点点的主要原因之一。对于此种原因所致的气色问题，只有去瘀血，气血才能正常循行。

乌鸡的药用价值自古就已经被人们所重视，诸如赫赫有名的中成药——乌鸡白凤丸，常用于妇科疾病的调理，其中，乌鸡为其主要成分。

中医认为，乌鸡能补虚劳羸弱，对于身体虚损导致的一些疾病均有一定的调理作用。对于乌鸡的功效，中医古籍多有论述，诸如"补阴退热""平肝祛风，除烦热，益肾养阴"。从这些中医古籍的论

述中不难看出，乌鸡可清热滋阴，比较适合阴虚火热之人食用。

药膳中的山药和枸杞子都是强身物，具有补益精血的作用，也比较适合身体虚弱之人食用。

淮杞丹参乌鸡汤，适合身体虚弱并有热的人，也比较适合气血瘀滞者。总之，高脂血症患者若是身体瘦弱就可以适当喝点淮杞丹参乌鸡汤。能除邪、强身，是不可多得的滋补清淡好汤饮。

患者如果舌苔有瘀斑，并且平素总是抑郁，无缘无故心中烦闷不安，不妨尝试用丹参乌鸡汤来调理。两者相互搭配，既能活血，又能滋阴，能让女性的气色更好。

滋阴增肥课堂

淮杞丹参乌鸡汤

配料：乌鸡 1 只，陈皮 1 片，淮山药 200 克，丹参 12 克，枸杞子、盐、料酒、生姜各适量。

制作方法：乌鸡处理干净，剁块，用开水焯一下；淮山药去皮，洗净，切块；丹参洗净；生姜去皮，洗净，切片；将乌鸡放到砂锅中，加适量清水，大火煮沸，小火炖 40 分钟，将丹参、枸杞子、生姜放入锅中，继续炖至鸡肉烂熟，再加入料酒、盐即可。

提示：熬制的过程中，要用小火慢熬，以便营养成分能挥发出来。

功效：滋阴强身。

当归党参炖乌鸡

配料：乌鸡 1 只，当归、党参各 15 克，葱、姜、料酒、盐各适量。

制作方法：将当归、党参分别洗净，备用；葱姜洗净切段或块；

乌鸡除内脏，洗净，把当归、党参、葱、姜、料酒、盐放入乌鸡腹内，将乌鸡放入锅内，加水适量，置大火上烧沸，改用小火炖至鸡肉熟烂，吃乌鸡肉喝汤即可。

提示：对于有中药的药膳，最好用砂锅烹饪，尽量避免铁锅等金属器具烹饪。

功效：本品具有益气养血，补虚强身的功效。适用于血虚体弱、气虚乏力、四肢困倦、脾虚食少等症。

中医名家小讲堂

因为丹参活血，所以女性来月经期间不宜食用，以防经血增多。

用红花去瘀生血，让瘦人胖起来

瘦人若是体内有瘀血的话，不利于新血的生成，影响滋阴的效果，所以滋阴的同时应注意活血化瘀，从而让自己胖起来。

气血在血脉中运行是健康的根本要素。若是瘀血内生，则会阻塞经脉，影响气血运行，不利于新血的生成，会影响滋阴的效果。因此，对于体内有瘀的瘦人而言，去瘀就是滋阴。体内有瘀的几个常见症状表现是，身体某部位有硬块，按压有痛感；口唇、面部、爪甲青紫；舌尖或舌边上有散在的瘀斑或瘀点。

中药红花为菊科植物红花的花，有活血通经、去瘀止痛的功效，是自古就被人们所用的活血化瘀药。据相关文献记载，古人在泡脚的时候往往会放一点红花，目的就是去除体内的瘀血，保证气血的正常循行。

对于红花的药用功效，中医古籍也多有记载。诸如元医家朱丹溪所著的药学专著《本草衍义补遗》中记载："红花，破留血，养血。多用则破血，少用则养血。"这句话的意思为红花适量而用不仅可除瘀血，还有助于促进新血的生成，有除旧生新功效。

有瘀血的瘦人可用红花来食疗，去除瘀血，补充阴血的不足，从而增强身体的免疫能力。跌打损伤后，容易产生瘀血，瘀血内停，不利于患处好转，这种情况下也可以食用红花药膳，以达到活血化瘀功效。用红花进行食疗的话，不妨试试下面两个红花药膳。

滋阴增肥课堂

红花炖牛肉

配料： 牛肉 500 克，土豆 500 克，胡萝卜 30 克，红花 10 克，酱油、花椒、盐、姜、葱各适量。

制作方法： 将牛肉切成小块放入锅中，加水适量与红花同煮，待牛肉将熟时，再加入土豆块和胡萝卜块、酱油、花椒、盐、姜、葱等，盖锅再煮，煮至牛肉烂熟时，即可食用。

提示： 也可先将红花煎汤，再用药汁煲汤。

功效： 活血，消除疲劳，强壮身体。

红花酒

配料： 红花 200 克，低度酒 1000 毫升。

制作方法： 红花洗净装入洁净的纱布袋内，封好袋口，放入酒坛中，加盖密封，浸泡 7 日即可。

提示：此酒每天可饮用2次，每次20～30毫升。

功效：养血养肤，活血通经。

中医名家小讲堂

女性来月经期间不宜食用红花，以防经血增多。

长按期门穴、行间穴，瘦人的心情会舒畅

肝脾不和导致食少、胃痛等症，经常按揉期门穴、行间穴，可以疏肝和脾，让心情舒畅。

所谓的疏肝，即让肝气畅通起来，保证气血的正常运行。中医认为肝气舒畅了，心情才会比较愉悦。对于经常抑郁的高脂血症患者可以经常想一些高兴的事情，再者就是经常出去转转，对于调节自己的心情都是有一定帮助的。也可以通过穴位疗法帮助心情舒畅起来。心情不舒的瘦人可以经常按揉期门穴、行间穴。

期门穴是肝经上的一个穴位，常用来治疗肝病，及肝脾不和导致的食少、胃痛、呕吐、呃逆、饮食不化、泄泻等问题。

中医认为，肝脾不和的罪魁祸首即为不顺畅的肝气。肝气郁结不畅，这股子不顺畅的肝气会损伤脾胃，导致脾胃之气升降失常，于是出现肝脾不和的问题。只要将肝气顺畅了，自然脾胃不和的问

题就会随之得到解决。

既然期门穴可以解决肝脾不和的问题，自然也就有疏肝功效。期门穴位于胸部，在乳头直下，第6肋骨间隙中。我们可以用力按压这个部位，如果痛感比较强，那么证明找穴找得比较准确。如果没有痛感，可以在附近进行点按，找到痛感强的部位则为期门穴所在位置。

自己感觉穴位找不准的话，可以用手掌的根部对乳头垂直下方的部位进行按揉，每次按揉3～5分钟即可，每天按揉1～2次。

因为这个穴位位于乳房附近，所以也可以用来防治乳腺疾病，对乳房疼痛、乳腺炎等皆有一定的调理作用。

行间穴也有疏肝理气的作用，是防治肝气不舒常用的一个穴位。此穴位于第1脚趾和第2脚趾夹缝的边缘再往脚踝一点。对此穴位进行刺激，可以用手指进行按揉，也可以用推按的方法，可以从行间穴位往下进行推按。将大拇指的指腹放在太冲穴上，往下推按就可以，每次可推按30～50下。也可以用刮痧板对行间穴和太冲穴之间的部位进行刮按。

如果气力不足，可以找一个棉签，对行间穴进行点按，也有较好的疏肝理气作用。总之，穴位是有大用处的，尤其是中老年人身体比较虚，相对于药物疗法来讲，穴位疗法具有更重要的意义。每个人都应该掌握一些穴位疗法，使自己的身体更健康。

中医名家小讲堂

按揉的时候不要用蛮力，应力度适中，并注意精神放松，以达到最佳的效果。另外，应该每天坚持。

山楂除食积，活血气，让瘦人的脾胃转好

山楂能够促进消化，同时还有活血化瘀的作用，比较适合情绪抑郁、消化不良的瘦人食用。

◇◇◇◇◇◇◇◇◇◇◇◇◇◇◇◇◇◇◇◇◇◇◇◇◇◇◇◇◇◇◇◇◇◇◇◇

山楂可除食积。所谓的食积是指吃进去的食物长久得不到很好的消化，由此导致各种不适症出现，诸如发热不退、腹胀、吐酸、大便溏泄等。食积会损伤脾胃，一般多发生于婴幼儿期。不过，中老年人若是不注意饮食，也难免会导致食积的问题出现。

食积会损伤脾胃，脾胃对体内的物质有运化作用。如果脾胃受损伤。加上随着年纪的增长，中老年人的脾胃原本就日渐虚损，若是饮食不加以注意，经常吃得过饱，或者是吃得过于油腻，难免会导致一些健康问题出现。

对于山楂的消食化积功效，《本草纲目》中说："凡脾弱食物不克化，胸腹酸刺胀闷者，于每食后嚼二三枚，绝佳。但不可多食，恐反勉伐也。"山楂具有开胃消食、化滞消积的作用，胃口不好或常有积食的人可以经常食用。但山楂不可多食，多食则会损伤脾胃。

山楂除了有消食化积之功效外，还有活血化瘀之功。中医古籍里面有一个中药方，名为通瘀煎，具有活血祛瘀、行气止痛功效，其中就有山楂一味。

山楂能活血化瘀，适当食用山楂能促进气血的循行，有利于改善气滞血瘀状况，调节气血阴阳，增强各个脏腑的生理功能。

山楂也是居家生活的好帮手。诸如在烹制菜肴的时候，有的肉不容易烂熟，此时放些山楂，很快就可以炖得酥烂。

如果患上了冻疮，山楂也可以帮忙，可以将山楂烤熟，捣烂外涂患处，用纱布包好。

滋阴增肥课堂

山楂粥

配料：干山楂 30 ~ 45 克（或鲜山楂 60 克），粳米 100 克，蜂蜜适量。

制作方法：山楂洗净，入砂锅，加适量清水，大火煮沸，小火再煮 20 分钟，去渣，与洗净的粳米同煮，煮至米熟，盛出变温后调入蜂蜜即可食用。

提示：山楂虽好，但不是所有人都适宜食用。山楂可损齿，小孩子及牙齿不好的人要少吃。山楂会增加胃酸分泌，有泛酸症状的人不宜多食。山楂对子宫有一定的兴奋作用，所以孕妇要少吃，以防流产。另外，普通人一次也不要吃过多，一般常用量为每次 3 ~ 10 克。

功效：活血化瘀，行气止痛，健胃消食。

山楂果茶

配料：山楂 300 克，干银耳 10 克，冰糖适量。

制作方法：将山楂洗净，去梗、去花蒂，切开去核；干银耳泡发洗净；将处理好的山楂肉、泡发的银耳，加约 3 倍的水放入砂锅中，大火煮开后，转小火煮 40 分钟，放入冰糖煮化，倒出晾凉，然后连汤带料一起倒入搅拌机中，打成糊状即可。

提示：冰糖量不宜太多，喝的时候如果觉得酸可以再调些蜂蜜。

功效：开胃消食，活血化瘀，滋阴润燥。

下篇　瘦人多阴虚，滋阴让瘦人更丰腴有型

中医名家小讲堂

女性来月经期间不宜食用山楂，以防经血增多。

第十一章

补足五脏之精好滋阴，打好健康强身的基础

脏腑生理功能的盛衰直接决定了一身的健康状况，脏腑好，精气神就足，健康就有保证。因此，每个人都应重视养脏腑，平素多吃呵护脏腑之物，让身体更安康。

枸杞子补五脏之精，会用好滋养

瘦人们火气大，过旺的火气可导致脏腑生理功能虚衰，因此需要补养脏腑。脏腑之精是脏腑活动的物质基础，补脏腑之精可达到强脏腑的功效。补脏腑，强正气，可经常食用枸杞子。

◇◇

脏腑之精属阴一方面能滋润濡养各脏腑本身，另一方面能化生脏腑之气，以推动和调控脏腑的生理活动。此外，精还能生血，脏腑之精足，脏腑生理功能强，血液也就充盈。

阴虚的瘦人火气大，身体虚弱，抵抗力不强，其根本原因就在于精血不足，补精血，强脏腑，瘦人就有抵抗力，身心皆安，面容姣好。瘦人补五脏之精可用枸杞子。

枸杞子不仅是厨师们的好帮手，也是主妇们的青睐之物。烹调滋补佳肴，扔点红彤彤的枸杞子进去，既可让食物色味俱佳，还有较好的滋补功效，为全家人的健康保驾护航。

枸杞子是一种果实，别名很多，诸如杞子、血果、天精、地仙，还有"却老子"的美誉。古代医家发现，适当食用枸杞子，能延年益寿。

对于枸杞子的益寿延年功效，一些中医古籍里面也做出了相关论述。诸如明代倪朱谟撰写的《本草汇言》中说："枸杞能使气可充、血可补、阳可生、阴可长、火可降、湿可去，有十全之妙用焉。"明代李时珍撰写的《本草纲目》也记载："枸杞主五内邪气，热中消渴，周痹风湿。久服，坚筋骨，轻身不老，耐寒暑。下胸胁气，客热头痛，补内伤大劳嘘吸，强阴，利大小肠。补精气诸不足，易颜色，变白，明目安神，令人长寿。"

从这些中医古籍的论述中不难看出，枸杞子能除邪气，补精气。瘦弱之人食用可滋阴降火，阴精充足，脏腑生理功能强盛，所以精气神足，免疫能力强。用枸杞子食疗的方法诸多，可以直接泡水喝，也可以入粥饭、羹汤、菜肴，均有较好的滋补作用。

枸杞子性平，味甘，四季皆宜。用其调理身体，可除邪气，强正气，但无滋腻、生火等弊端。春天要养肝，但春天肝火大，火气容易侵犯脾胃，导致胃口不佳。枸杞子味甘，甘味入脾胃，可养脾胃，所以春天吃点枸杞子能预防肝火犯脾胃。枸杞子能除邪气，也可缓解过旺的肝火，使我们春天能如生机勃勃的花草树木一样，长青长旺。

夏天心火大，所以要养心安神。枸杞子能强阴补血，自然也就有较好的养心作用。夏天用枸杞子进行食疗，可以与一些滋心阴的食物搭配食物，效果更佳，例如酸枣仁、麦冬等。

秋天天气燥，容易伤肺，出现咳嗽、嗓子干痒、疼痛等症状，所以这个季节要重点养肺，保肺平安。用枸杞子去燥，可与雪梨、川贝母、百合、玉竹搭配，使肺不受燥热邪气侵犯。

冬天天气也比较燥，所以用枸杞子养生也是有必要的。冬天要重点养肾，枸杞子能补肾精，有强肾作用，加上其能除邪，所以冬天食用也是比较适合的。冬天食用枸杞子，与一些"黑五类"，例如黑豆、黑米、黑芝麻，搭配食用，效果更好。

滋阴增肥课堂

益寿枸杞汤

配料：银耳、枸杞子、龙眼肉各 15 克，冰糖适量。

制作方法：枸杞子洗净；银耳泡发，洗净，撕小块；龙眼肉切丁；将枸杞子、龙眼肉、银耳都放到砂锅中，加适量清水，大火烧开，转小火煮 5 分钟左右，停火焖一会儿，加入适量冰糖调味，即可食用。

提示：不要煮太长时间，如果银耳泡发时间短，可以先将银耳入砂锅，多煮一会儿，然后再放其他食材。

功效：强身，滋补，养阴。

黑豆枸杞粥

配料：黑豆 100 克，枸杞子 3 ~ 5 克，大枣 5 ~ 10 枚。

制作方法：黑豆提前泡上一晚上，洗净，入砂锅，加水适量，用大火煮沸后，用小火煮 20 分钟；枸杞子洗净；大枣洗净；将大枣和枸杞子也放到砂锅中，继续小火熬，熬到黑豆烂熟即可食用。

提示：黑豆不容易煮烂，所以一定要提前浸泡。

功效：强身滋补。

肝火大，眼睛会干涩，吃点枸杞子就可以缓解。这是利用了枸杞子的滋阴功效，对此，明代缪希雍的《本草经疏》中记载："枸杞子，润而滋补，兼能退热，而专于补肾、润肺、生津、益气，为肝肾真阴不足、劳乏内热补益之要药。"枸杞子能滋阴清热，养肝明目。

柏子仁养心阴，天天开心能吃能睡

柏子仁性平，味甘，可养心安神，对于心血亏虚、心阴不足导致的惊悸、失眠有较好的改善作用。另外，柏子仁还能润肠通便，有助于改善便秘，具有较好的保健养生功效。阴血不足、身体虚弱之人不妨经常用其食疗。

任何事物都具备阴阳属性，五脏中的心也不例外。心也有心阳和心阴，心阳与心阴是维持心的正常生理功能不可或缺的两个要素。阴阳平衡是身体健康的根本要素，阴阳处于动态的平衡当中，身心才能健康。

心阳失去了心阴控制，心火就会偏旺，心阴不足，心失所养，会出现一些问题，诸如心悸、失眠、五心烦热等。有的患者精神经常处于亢奋状态，遇到事情很难平静下来，尤其是遇到高兴的事情，更是会久久处于亢奋当中。这也是心阳太过的表现。为了防止心阳太过，就要对其进行克制，心阴就起到这个作用。但心阴能否克制心阳，取决于心阴的强弱程度。若是心阴不足，双方实力相差悬殊，自然在克制作用过程中就会败下阵来。若是在日常生活中出现了心阴不足的症状表现，就应滋心阴，使阴阳力量均衡，彼此能相互克制，维系身体健康。

采取滋阴措施之前，首先应规避一些损耗心阴的行为，这一方面是为了防止心阴虚加重，另一方面是让滋补心阴的措施能有较好的效果。辛辣之物可助阳，对于阴虚之人来说，身体中的阴原本就是不足的，若是再食用辛辣之物助阳，阳就会进一步亢奋而损阴。对于心阴虚的人，葱、姜、蒜、辣椒等辛辣的食物少吃为宜。

还要注意不可过度出汗。中医理论认为，"汗为心之液"，适当出汗有助于身体毒素排出，但若是出汗过度就会耗损心液，于养心不利。因此，平素运动时注意不要过于激烈，也不要过于激动兴奋，否则，对养心都是不利的。倘若运动出汗，运动后稍作休息，可以喝点温开水，来补充耗损的心阴。

一年四季当中，夏季属火，火气通于心，所以夏天要重点养心。夏天养心，可以睡子午觉，情绪不要过于激动，另外可多食用甘凉滋阴之物，如樱桃、胡萝卜、赤豆、山楂、番茄等。

平素心阴虚者，在做一些养心措施的同时，可以经常吃点柏子仁，护心养心功效更好。

柏子仁是一味中药，《神农本草经》中将其列为上品，说它能治疗"心腹寒热，邪结气聚，四肢酸痛湿痹，久服安五脏，轻身延年"。中医认为，柏子仁的主要功效为宁心安神，还有一定的养肝作用。柏子仁对于心阴虚导致的虚烦不眠、惊悸怔忡、自汗盗汗均有较好疗效。

唐代著名医家孙思邈在其所著的《千金方》中，记载了一个药方——柏子仁丸。此中成药有甘草、当归等多种中药，其中主药为柏子仁。对于柏子仁丸的功效，孙思邈说："治妇人五劳七伤，羸冷瘦削，面无颜色，饮食减少，貌失光泽，及产后断绪无子，能久服，令人肥白补益方。"可见，此中成药能让瘦人变得丰腴，还有美白作用。它之所以能补虚强身，可以说柏子仁功不可没。

柏子仁具有良好的养心安神功效，倘若能与其他中药搭配使用，疗效更佳。诸如柏子仁和枸杞子、麦冬、当归搭配使用，可以治疗精神恍惚、夜多噩梦、怔忡惊悸、健忘遗泄等心血亏损之症；柏子仁与蜂蜜搭配使用，润肠通便的效果更好。可以说，柏子仁最适合阴血亏虚、年老体衰、体弱多病之人用于保健。

滋阴增肥课堂

柏子仁粥

配料：粳米 100 克，柏子仁 15 克，蜂蜜适量。

制作方法：粳米淘洗干净；柏子仁去尽皮壳，捣烂；柏子仁和粳米放到砂锅中，加水适量，用大火煮沸后，用小火煮到粳米烂熟，加入适量蜂蜜调味即可食用。

提示：此食疗方中加入蜂蜜一方面是为了调味，另一方面是为了加强滋补心阴疗效。气血双虚者，熬粥时也可以加点大枣进去，有气血双补功效。

功效：养心安神，强身健体。

柏子仁猪心汤

配料：猪心 1 个，柏子仁 10 克，大枣 3 枚，山药 10 克，黄酒、生姜、大葱、盐、鸡汤各适量。

　　制作方法：猪心洗净，用沸水焯一下，捞起切片；大枣洗净，去核；柏子仁洗净；生姜去皮，洗净，切片；大葱去皮，洗净，切成葱花；山药洗净，切片；把猪心片装入碗内，加黄酒、姜片、葱花、盐，腌渍30分钟；鸡汤放入锅内，置大火上烧沸，放入柏子仁、大枣、山药片，用小火煎煮半个小时，再放入猪心片，煮到猪心烂熟即可食用。

　　提示：猪心要用清水充分冲洗，用开水焯一下，以去腥臊味。

　　功效：滋心阴。

中医名家小讲堂

　　血虚有火会导致女性身体羸瘦，甚至出现闭经。血虚闭经也可以用柏子仁进行调理。宋代陈自明撰写的《妇人良方》中记载一个方剂：柏子仁（炒，另研）、牛膝、卷柏、泽兰、川续断各100克，熟地黄150克。研为细末，炼蜜和丸，如梧桐子大。每服二三丸，空腹时米汤送下。血虚闭经者不妨一试。

玉竹煲汤滋胃阴，让瘦人吃嘛嘛香

玉竹是一味常用的滋胃阴中药，可去胃火，让脾胃安宁。瘦弱胃火大之人用玉竹滋补，便可身体丰腴、安康。

　　胃喜湿润而怕干燥，只有胃湿润，食物才能得以顺利地消化吸收，然后脾才能散精充养肢体和脏腑。但在日常生活中，一些不良因素，导致胃阴不足、胃燥，使胃润养作用下降，从而出现一些不适症状。

胃阴不足，胃火大，火气扰胃，则会出现胃脘隐隐灼痛、脘痞不舒等症状；胃阴不足，胃失和降，胃气上逆，会出现干呕、呃逆；胃肠互为表里，胃阴亏虚会累及肠道，导致肠道燥热，从而出现大便干结。

脾胃是气血化生之源。脾胃功能正常，气血就充足。鉴于脾胃在人体生理活动中的重要性，中医有"内伤脾胃，百病由生"的说法。胃火大会影响脾胃的气血化生功能，所以也有必要滋胃阴、降胃火。

滋胃阴之前首先应了解一下为何会胃阴不足。有的人出生后一直身体比较瘦弱，火气大，动不动就口舌生疮，失眠多梦，这种人往往是先天之精不足。我们可以从两个方面来理解。

第一，肾和脾胃是人体的两大根本，其中肾为先天之本，脾胃为后天之本。肾藏精，属阴，肾阴为一身，全身各个脏腑都要依靠肾阴的滋养，从这点来看，肾阴对胃阴有滋助作用。倘若先天底子不好，出生的时候肾精不足，肾阴虚，肾阴不但不能滋胃阴，反倒过剩的阳火会灼伤胃阴，导致胃火比较大。

脾胃是后天之本，是气血化生之源。肾的精气有赖于水谷精微的充养，肾精不足，不能滋脾胃，这种情况下脾胃也会处于虚弱状态。脾胃虚弱又会加剧肾精的不足，导致胃火加重。胃火大从肾调理可以常吃黑色食物，另外，要适当运动，适当节制性生活，保持充足睡眠，以此来强肾。

第二，如今人们的生活水平提高了，吃得越来越好，但是饮食无节制，过多摄入辛辣食物则让脾胃很受伤。

辛辣之物也是导致脏腑阴虚而生内热的一个比较关键原因。酒和葱、姜、蒜等辛辣食物皆有此作用。如今人们的饮食越来越讲究口味，这导致人们在烹调菜肴时所放的调料越来越多，鲜红的辣椒、大量的葱蒜等，这固然让食物更具美味，但同时脾胃的火气也越来越大了。菜肴本身就偏燥热，若是在饮食的过程中又大量饮酒，这无疑更是置脾胃于水深火热之中。为了脾胃健康，在饮食上一定要有所注意。尤其是中老年人和小孩，脾胃本身就比较弱，若在饮食上不管不顾，无疑会让身体更加虚弱，正气严重不足。

总之，若要身体好，胃就不能火气冲天。平素胃火大，养肾助肾阴充盈的同时，也有必要直接在胃上做文章，降胃火，滋胃阴，使胃火大的症状得到有效改善。

滋胃阴不妨试试玉竹。玉竹为百合科植物玉竹的根茎，功效为养阴生津，适合阴虚患者用之。对于玉竹的功效，清代医家张德裕编著的《本草正义》中有记载："治肺胃燥热，津液枯涸，口渴嗌干等症，而胃火炽盛，燥渴消谷，多食易饥者，尤有捷效。"玉竹不仅能去胃火、滋肺阴、还能养心阴、清心热，对热伤心阴之烦热多汗、惊悸等症也有疗效。

玉竹能滋胃阴，改善胃火比较大的不适症状，所以胃阴虚者不妨用玉竹来调理。玉竹滋阴可与麦冬、沙参一并搭配使用，疗效更佳。

滋阴增肥课堂

玉竹沙参乌鸡汤

配料：乌鸡1只，玉竹、沙参各15克，大枣两三颗，枸杞子、盐各适量。

制作方法：乌鸡宰杀，处理干净，剁碎块，用开水焯一下；大枣、枸杞子洗净；玉竹、沙参放入碗中清水浸泡，去除杂质；将处理好的乌鸡和玉竹、枸杞子一起放入砂锅，大火煮沸，改小火炖至鸡肉熟烂，加盐调味即可，吃肉喝汤。

提示：炖汤时要后放盐。

功效：强健脾胃，促气血化生。

玉竹茶

配料：玉竹 9 克。

制作方法：玉竹洗净，放到杯子中，加适量开水冲泡一会儿后即可饮用。

提示：冲泡此茶也可以放入枸杞子，滋肺阴还能补肾生精。

功效：养阴润燥，生津润颜。长期饮用可轻身延年。

---- 中医名家小讲堂 ----------

玉竹不仅可滋胃阴，还能滋肺阴，对于肺阴虚导致的干咳少痰、咯血、声音嘶哑、咽干等也有较好疗效。

脾阴虚，茯苓生津健脾人更丰美

脾阴虚，脾胃的生理功能会受到影响，也会影响脾胃对食物的消化吸收功能，导致身体瘦弱，抵抗能力下降。所以若想人更丰美就应滋脾阴、养脾胃。

　　中医认为生命的维系，生命力的强弱，与两个根本有十分重要的关系，这两个根本分别为脾胃和肾。其中肾为先天之本，脾胃为后天之本。后天之本脾胃对先天之本有充养作用，由此不难看出脾胃对于身体健康的重要性。肾和脾胃生理功能能否正常与其各自的阴阳状况都有关系。其中肾阴中医称为真阴，脾阴中医称为太阴。

　　中医将脾阴称为太阴有两方面的意思，一方面指脾的阴气比较旺盛，所以只要呵护得当，一般情况下脾阴不会虚；另一方面，脾为湿土，也最容易感受湿邪，湿邪也最容易损伤脾的功能。一些疾病，尤其是一些常见的慢性疾病，不容易好转，身体比较虚，这实际上也和脾受湿有关系。脾容易受湿，湿邪不容易除去，所以慢性疾病患者不要急躁，要一点点补养脾胃，让身体中的正气足起来。

　　虽然脾不容易阴虚，但现如今人们的饮食习惯不佳，经常摄入辛辣食物，再加上经常思虑，这是直接损伤脾导致脾阴虚的行为。脾为五脏之一，脾与其他脏腑是一个整体，彼此相互影响，相互扶持，维系身体健康。心肝肺肾，任何一个出现问题，生理功能减弱，都会影响到脾。以肝为例，若肝阴虚，肝血不足，容易导致肝气郁结，郁结之气可化火，火热之气不仅伤肝，也会损脾。另外，郁结之气还会侵犯脾胃，引发脾胃不舒。

　　当然，外界的燥湿暑热也是不可忽视的因素，所以在日常生活中要学会避外邪。天气变化时要注意照顾好自己的身体。

　　脏腑正常的生理活动是身体健康的保证，脏腑虚弱，自然生命力也就比较弱。诸如脾阴虚，脾阴不能充肺金，会出现咽疼痛、皮肤干燥等症状；脾阴不能滋心阴，则会出现心悸、失眠、多梦、心烦等多种不适；脾阴不能滋肝，也会导致肝火大、会出现目赤、易怒等症状。

可见，脾阴的状况不仅仅关乎脾胃，也关乎其他脏腑。对此，中国近代医学家张锡纯在其所著的《医学衷中参西录》中说："脾为太阴，乃三阴之长，故治阴虚者，当以滋脾阴为主，脾阴足自能灌溉脏腑也。"

脾阴不足要滋脾阴，滋脾阴用中药茯苓最好。茯苓是一种寄生在松树根上的菌类植物，形状像甘薯，外皮呈黑褐色。茯苓有平补功效，加上其味甘，而甘味最养脾，所以说茯苓是滋脾阴的上品。茯苓不仅能滋脾胃、补脾，还能除脾湿，解决湿邪困脾的问题。正因为中药茯苓一方面能除脾中的邪气，另一方面能养脾阴，增强脾的生理功能。所以说，茯苓是脾的守护神。

滋阴增肥课堂

茯苓香菇排骨汤

配料: 茯苓 15 克,香菇 20 朵,排骨适量,盐、八角、料酒、鸡精、生姜各适量。

制作方法: 排骨剁块，在温水中浸泡一会儿，也可以用米汤来清洗，洗净，用开水焯一下；香菇洗净，切小块；生姜去皮，洗净，切片；将排骨、香菇放到砂锅中，加适量清水，倒入料酒，放入八角、生姜片、茯苓，大火烧开，转小火炖 1 个半小时加入鸡精、盐调味即可食用。

提示: 气血两虚者可以在里面放点大枣。

功效: 强健脾胃，促气血化生。

中医名家小讲堂

茯苓麦冬粥

配料：茯苓、麦冬各15克，粟米100克。

制作方法：粟米加水煮粥；茯苓、麦冬水煎取浓汁，待米半熟时加入，一同煮熟食。源于《圣惠方》。本方以茯苓宁心安神，麦冬养阴清心，粟米除烦热。用于心阴不足，心胸烦热，惊悸失眠，口干舌燥。

"地黄汤"是补肾阴的名方

孙思邈在《千金方》中所记载的地黄汤能滋阴补血，同时还兼具清热之功效，肾阴虚的患者不妨一试。

肾阴是不能虚的，这是由肾阴的重要性决定的。肾阴又称元阴、真阴，是全身阴液的根本，对机体各个脏腑器官有滋润和濡养的作用。一旦肾阴虚，导致精血津液化生不足，会影响到生理活动的正常进行，使人出现腰膝酸软、形体消瘦、潮热盗汗等症，甚至导致严重的肝肾疾病，不能小视。

肾阴虚对各个脏腑的阴精和动力状况都有影响，不过首当其冲的为肝和心二脏。中医常将肝肾相提并论。这是因为肾为水，肝为木，水能涵木，所以肝肾之间的关系尤其密切。肝肾同源。肝阴与肾阴互相滋生充养，盛则同盛，衰则同衰。除了肝，心与肾也是"一荣俱荣，一损俱损"的关系。根据中医五行理论，肾在五行中为水，心在五行中为火，水火相互抗衡是身体阴阳平衡的关键所在。心火必须下降到肾，使肾水不寒，肾水必须上至于心，使心火不亢，中医称心肾相交，或者叫水火相济。如果心阳不能下至于肾，则肾寒而遗精、腰膝冷痛，如果肾水不能上至于心，则心烦、失眠、多梦。

一旦肾阴虚，身体必将陷入阴阳失调、气血失和的境地。正因为肾阴的重要作用，平素要养成良好的生活习惯，心里要保持恬静。另外，可以采用一些调养的方法来改善肾阴虚或者是防范肾阴虚对身体健康的损害。防治肾阴虚可用中药地黄。

古代，地黄不仅仅是中药，也是一味滋味鲜美的好食材，诸如用地黄腌咸菜、凉拌、清炒、泡酒、泡茶。现如今地黄已很少作为食材之用，不过人们依旧重视地黄的药用功效。地黄是一种滋补中药，是中药中的上品，阴虚者可在家中把它作为调理之用。

地黄用于调理时应注意生熟之别。生地黄是地黄新鲜或干燥的块根；熟地黄是将生地黄以酒、砂仁、陈皮为辅料经反复蒸晒，至内外色黑油润。生地黄偏重于凉血除热，当然也有滋阴功效，能补血养肝肾。对此，明代倪朱谟所编著的《本草汇言》中说："生地，为补肾要药，益阴上品，故凉血补血有功，血得补，则筋受荣，肾得之而骨强力壮。"虽然生地黄可滋阴，但相对熟地黄来讲，滋阴功效要弱一些。若是补益之用，一般以熟地黄为宜。

肾阴虚是不可避免的，所以有肾阴虚症状者可用地黄进行滋补，暂时没有肾阴虚症状，但到了 40 多岁，也可适当用地黄来调理一下，来预防肾阴虚的发生。

肾阴与生俱来，依靠脾胃的不断补养而充实，但随着年纪的增长，肾阴不断消耗，为此到了一定年纪，不管是男性还是女性，或多或少都有肾阴虚的问题。对此，《黄帝内经·素问》中有"年过四十，而阴气自半也"的说法。这句话的意思就是，人到了 40 多岁，肾精渐衰，阴气虚损。

我们都知道，40 多岁以后，身体很容易出现问题，诸如糖尿病、高血压病、冠心病这些疾病都会找上来。疾病多了，身体健康状况一天不如一天，和阴虚脱不了干系。阴虚时阴精对脏腑的濡养作用下降，这种情况下脏腑本身的生理功能是疲乏的，动力不足。阴虚则阳亢，津液进一步受损伤，阴虚进一步加重，如若不重视调理，身体自然一天不如一天。

另外，经常劳作耗费阴精，作息失常、精神无节、房劳过度等也是导致阴虚的主要原因。所以生活习惯不佳、经常心神不宁的人也不妨用点地黄，给身体补充点阴精。

女性用地黄滋阴，不仅能强身，还能养颜。唐代孙思邈在其所著的《千金方》中提及的地黄汤，清热和滋阴兼备，是比较好的滋阴汤饮，不妨一试。

滋阴增肥课堂

地黄汤

生地黄（八两）、黄芩（一两）、阿胶（二两）、柏叶（一把）、甘草（二两）上五味咀。以水七升，煮取三升，去滓，纳胶煎取二升半，分三服。

生地黄 400 克，黄芩 50 克，柏叶一把，甘草 100 克，加入 7000 毫升水，放到砂锅中，水煎剩 3000 毫升时，取汁去渣，再将阿胶 100 克放入，煎成 2500 毫升，分 3 次服用。

用地黄滋阴，最简单的方法就是煮粥食用。其中地黄酸枣仁粥，对于肾阴虚导致的心烦失眠有较好疗效。生地黄、酸枣仁各30克，粳米100克，白糖适量。粳米淘洗干净；酸枣仁加水研末；生地黄入砂锅，加水煎取100毫升药汁，去渣；粳米入砂锅，加适量清水，将酸枣仁末、地黄汁倒入，熬煮到粳米烂熟，加白糖少许，调匀即可。

桑葚滋肝阴，强大生命力

肝阴不足，身体就难健康，桑葚滋补肝肾，可助肝阴充盈。

肝阴不虚，肝就能得到阴血的充分滋养，从而维系肝的正常生理功能。一旦肝阴不足，肝火就会比较大，这种情况下我们很容易感知到。诸如，有的人总是眼睛干干的，并且还有疼痛感，尤其是经常对着电脑的人感觉更为明显。这样的人还容易失眠，即便是睡着了，也容易做噩梦。另外，这样的人火气也比较大，动不动就控制不住自己的脾气。

肝阴不足除了会有上述症状外，还会影响女性的月经情况。这是因为肝藏血，并且调节血液流量。若是肝阴不足，自然就不能很好地发挥藏血及血液调控功能，由此导致供给冲脉和任脉的血液不足，从而出现月经不调的问题。可见，保持肝阴不虚是非常有必要的，一方面我们的身体健康，气血和顺，自然可使肥胖适中；另一方面，有助于维持我们的身体健康。

若是想肝阴不足，保持体态匀称，平时可以用桑葚进行食疗。桑葚为桑科落叶乔木桑树的成熟果实，晒干或生用均可。中医认为桑葚味甘、酸，性寒，能滋补肝肾，可助肝阴充盈，改善肝阴虚导致的口渴烦热、肠燥便秘、两目疼痛等问题。

中医认为肾阴是一身阴液之本，对其他脏腑之阴具有一定的资助作用。自然，肾阴也可助肝阴一臂之力。桑葚有肝肾之阴同补的功效，一方面使我们的肝脏健康，远离火气的困扰，另一方面也会使我们的肌肤水润起来，达到美容养颜的作用。总之，平时吃点桑葚，能补肝，也能补肾。肝肾强大起来，气血充盈，身体可以很好地代谢，自然就不用担心身体瘦弱的问题。

滋阴增肥课堂

桑葚粥

配料：桑葚一小把，粳米 100 克。

制作方法：粳米淘洗干净，入砂锅，大火煮沸，小火熬到米快烂熟时，将洗干净的桑葚放进去，熬到粥烂熟即可食用。也可以放适量的白糖调味食用。

提示：也可以将桑葚先煎汁，然后等粥熟时调入，有同样的功效。

功效：滋阴养血。

中医名家小讲堂

桑葚虽然能滋阴，但其性寒，所以一次不可吃太多，防止脾胃受寒，尤其是中年人和小孩子脾胃比较虚，所以尤其要注意。

练练八段锦，活血又滋阴

八段锦能促进气血循环，消除火气，起到滋阴强身、增强体质的功效。

身体瘦弱者往往气血的流畅性也比较弱，可以练一练相对舒缓的功法，有舒筋活络、活血化瘀功效。

这里介绍一下八段锦。此种功法不但能促进气血循环，增强体质，使身体强壮起来，还有助于增强五脏六腑的功能，全面对身体进行调理。练习此功法可以单独练习其中的一两个，也可以从头练到尾，根据自己的身体实际情况量力而行，不可过劳，初次练习者不妨循序渐进。

滋阴增肥课堂

八段锦的具体练习方法如下。

1. 两手托开理三焦

取站姿，两足分开，与肩同宽，两臂自然下垂。从身体两侧将两手慢慢移动胸前，手心朝里，然后从胸前举过头顶，两手在头部相交，身体尽可能保持平直，手心朝上。足跟顺势跷起。手上举时吸气，下落时呼气。这个动作非常简单，老幼皆可，经常练习有助于缓解脾胃疾病，增强脾胃化生气血的功能，有强壮身心功效，对于改善脾胃虚弱导致的腹泻、腹胀及食积、胃酸、胃痛、面黄肌瘦等均有一定疗效。

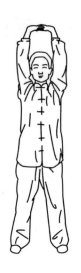

2. 左右开弓似射雕

这个动作就犹如拉弓射箭一样。可以在上一个动作的基础上进行。两手回到身体两侧后，左脚向左侧迈开一大步，身体下蹲呈马步，左右手如同拉弓射箭式即可。拉弓时深吸气，手回到身体两侧时呼气。两手交替进行。此动作有抒发胸气、疏肝解郁的功效，另外还有助于促进呼吸功能和气血循环，加速代谢废物的排除。

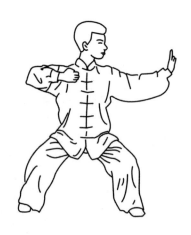

3. 调理脾胃须单举

此动作也可以在上一个动作的基础上进行，两脚并拢，手臂放在身体两侧。将左手慢慢举过头顶，手掌心朝上，眼睛随着向上看。手掌上举时吸气，回到起始动作，呼气。换到右手。

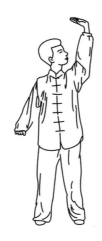

4. 五劳七伤往后瞧

两脚并拢，两掌贴紧腿侧，头向左后方缓缓转动，眼睛也跟着向左后方看，同时两手臂向身体两侧打开，手掌心朝上。保持片刻，回到起始动作。转颈时吸气，回到起始动作呼气。左后方转完后，再向右后方转动。动作相同。

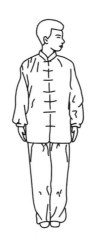

5. 摇头摆尾去心火

取站姿，左脚向左侧迈开一大步，身体半下蹲，同时两手臂提起，再慢慢落下，将两手的手掌放到大腿上，上身向左、后、右、前旋转运动，注意头颈部都要跟着运动。做十几次后，换到右脚。仰头时吸气，低头时呼气。做完后，两手上举，两脚并拢，两手从胸前缓缓落下。

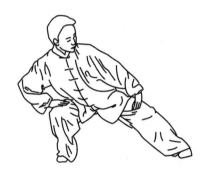

6. 两手攀足固肾腰

取站姿，两足分开，与肩同宽，然后两手移到胸前，两手的手指尖相对，随后，两手臂过两肋，过腰，俯身，两手臂从腰部沿着两腿落下，放到脚尖上。反复进行。注意，两腿不要弯曲。

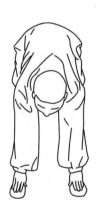

7. 攒拳怒目增气力

取站姿，两足分开，与肩同宽。左脚再向左面迈一大步。两手握拳，放在腰两侧。拳心向上。左拳向前打出，怒目圆睁，目视左拳。然后松开拳，掌心向下，随即向上翻转，握拳，将拳重新放到腰部。可以连续做几次。然后回到起始动作，迈出右脚，打出右拳。

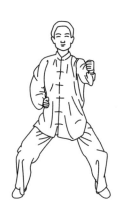

8. 背后七颠百病消

直立，并足，两掌紧贴腿侧，两膝伸直，将足跟提起，同时吸气，随即落下，呼气。反复几次。

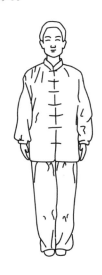

　　有医家在治疗慢性肝炎患者期间，除了用药物治疗外，还加用了一些导引的方法，发现疗效更好，诸如太极拳、静养功等。总之，这些功法均有助于促进身心健康，可以经常练习。

中医名家小讲堂

　　练习的时候不要过度用力，动作宜和缓，以防伤筋动骨，对身体健康不利。

第十二章

生活那些小细节，瘦人滋阴好习惯

很多问题都是不良的生活习惯导致的，所以不管是胖人还是身体瘦弱之人，若想身体安康，就需要审视一下日常的生活习惯，养成良好的生活习惯，并且改掉不良的生活习惯，让健康得到保证。

子时熟睡，睡好养阴人易胖

在子时应进入熟睡状态，有助于滋阴潜阳，让肌肉得长，筋骨得壮。

对于睡眠，古人有"安寝乃人生最乐""不觅仙方觅睡方……睡足而起，神清气爽，真不啻无际真人""能眠者，能食，能长生"等说法。从古人这些说法中，我们不难看出睡眠的重要性。

对于睡眠的作用，清代李渔曾指出："养生之诀，当以睡眠居先。睡能养精，睡能养气，睡能健脾益胃，睡能坚骨强筋。"可见，睡眠除了能让筋骨更加强壮外，还能养精、健脾胃。

脾胃是气血化生之源，是后天之本，对一身阴精有补充作用，有助于保持津液血充盈。津液血是身体中的营养物质，可濡养肌肉、筋骨，让身体丰腴有加，让筋骨强健有力。如果脾胃的生理功能不佳，必将会影响到气血化生，进而影响到身体健康状况，从而导致胖人越发肥胖，而瘦弱之人更加面黄肌瘦。不管是为了去痰湿减肥，还是补气血长肌肉，都有必要养护好脾胃。睡眠能健脾益胃，因此不妨提高睡眠质量，让脾胃得养。

睡眠不仅能健脾益胃，还能养肝。中医理论认为，人动则血归于四肢，人卧则血归于肝。肝是藏血之脏腑，不仅能藏血，还能分配调遣血液，充分发挥血液的滋养作用。晚上好好睡眠，无论是肝还是周身都能得养，健康也就有了保证。

从阴阳理论来讲，晚上属阴。加上睡眠的时候身心皆安，动生阳，静养阴，晚上睡眠也有助于养阴。晚上美美地睡上一觉，早上随着自然界阳气的日益充盈，身体中的阳气也开始升发，这时候人就会醒来。对此，中医古籍《黄帝内经·灵枢·口问》中说："阳气尽，阴气盛，则目瞑；阴气尽，而阳气盛，则寤矣。"这句话的意思是，当阳气衰落、阴气上升时，就会进入到睡眠状态；当阳气强盛、阴气变衰弱时，人就会觉醒。睡眠也是与自然界阴阳变化相适应的。如果违背这一规律，身体中的阴阳气血逆乱，就会导致疾病发生。可以说，睡眠是顺应阴阳变化的一种方式。

睡眠能滋阴，是顺应自然界阴阳变化的一种方式，有助于阴阳调和，不出现气血逆乱的问题，可强阴精，养脏腑，润肌肤，让身体健康更强壮，因此一定要保持充足睡眠，并提高睡眠质量。只有睡眠得法，才能更好地滋阴强身。

睡眠滋阴，且一定要在子时熟睡。子时是指23点到次日凌晨1点。这个时候进入熟睡状态，最能养阴，起到事半功倍的作用。

中医理论认为，子时阴气最盛。《黄帝内经·灵枢·营卫生会》

中说："夜半为阴陇，夜半后而为阴衰。"即子时阴气盛，过了子时之后阴气就由盛转衰，阳气一点点开始升发。中医古籍认为子时要合阴，有"夜半而大会，万民皆卧，命曰合阴"的说法。

简单理解合阴就是与自然界阴阳变化相一致，让身体完全进入静态，使其能和自然界中的阴阳变化相一致，阴气达到一个极盛状态的时间，是最好的养阴时间。如果在子时还没有进入熟睡状态，阴气没能调动起来，脏腑未能休养生息，身体中的阴阳变化不能与自然界阴阳变化相互协调一致，长时间如此，阴阳气血必将紊乱，导致脏腑衰弱，气血失职，身体由此而衰，疾病由此而生。因此，无论是身体瘦弱之人还是身体健康之人都应在子时进入熟睡状态。

滋阴增肥课堂

除了子时熟睡外，还要提高睡眠质量，才能起到较好的滋阴功效。此外，还应注意一些问题，诸如睡眠方位、睡眠禁忌、睡中注意问题。

睡眠注意事项

睡眠注意事项	相关解释
睡眠方位	唐代著名医家孙思邈在《千金要方·道林养性》中说："凡人卧，春夏向东，秋冬向西。"就是说，睡眠的方位应春夏头向东、脚朝西为宜，秋冬则头向西、脚朝东为宜
睡前不可忧虑	古人说："先睡心，后睡眼。"意思是睡前不要去想事，否则会导致难以入睡，也会影响睡眠质量。睡前放松身心，有助于快速入眠，睡得也会更香甜

睡眠注意事项	相关解释
睡时要侧卧	《千金要方·道林养性》中说："屈膝侧卧，益人气力，胜正偃卧。"睡时应保持侧卧。侧卧有左侧卧和右侧卧之分，古今医家都选择右侧卧为最佳卧姿
睡前不要吃东西	"早饭宜早，午饭宜饱，晚饭宜少"，晚上不要吃得太多，以防影响睡眠质量。另外，晚上准备入睡前不要吃东西
卧室不要有风	卧处不可当风，否则恐患头风，背受风则咳嗽，肩受风则臂痛，严重时还会脑卒

除了上述应注意的问题外，睡眠还有诸多讲究，诸如睡前不要说话、睡时不要开灯、睡时不要用被子蒙头等。睡眠看似是小事情，但实际上是关乎养生的大事，为此要予以重视。

中医名家小讲堂

晚上11点到次日1点进入熟睡状态有助于滋阴，中午睡午觉能养阳。在上午11点～下午1点休息30分钟有助于"合阳"，阳气盛，则工作效率高。

每天晚上泡脚是最简单的滋阴法

脚上有很多反射区，对这些反射区进行刺激，有助于强脏腑，具有较好的滋阴功效。对这些反射区进行刺激比较简单的方法就是每天晚上泡泡脚。

中医说："人之有脚，犹似树之有根，树枯根先竭，人老脚先衰。"中医认为："鼻为苗窍之根，耳为神机之根，乳为宗气之根，脚为精气之根。"随着年纪的增长，精气日渐不足，脚为精气之根，所以衰老往往首先是从脚上体现出来。

根据中医理论，人体全身遍及经络，经络之间相互沟通，使气血得行，脏腑得养。经络通畅，气血循环不息，脏腑之精充足，生命力就强。身体全是由经络连通，足底反射区连通着五脏六腑，也是脏腑精气集中汇合之所，是精气比较足的地方。一旦精气虚弱，脏腑生理功能下降，脚也就最先容易感受到，从而变得不灵活，或者出现腿脚疼痛症状。

如果步履轻快，有精神，有活力，表明精气是比较足的。而一旦步履蹒跚，则表明精气已经严重不足了，因此一定要重视养生保健，补养精气，来延缓衰老的脚步。

正因为脚是各条经络的集中点，连通着五脏六腑，所以对脚经常刺激，能起到调整脏腑功能、增强体质的作用。泡脚就是一种常用的对脚进行刺激的方法。泡脚也就是足浴，是深受古人青睐的养生之道。对此，苏东坡说："热浴足法，其效初不甚觉，但积累百余日，功用不可量，比之服药，其效百倍。"苏东坡甚至还专门做诗来表达其对足浴的青睐："它人劝我洗足眠，倒床不复闻钟鼓。"

足浴之所以能起到良好的保健养生功效，原因有二，其一是因为浴足可以促进脚部血液循环，刺激经络的气血循行，从而起到强脏腑作用。脏腑生理功能增强，气血津液自然也就足了，从这点来看，足浴能滋阴，调和阴阳气血。其二是脚底有一个非常重要的穴位——涌泉穴，此穴位是足少阴肾经上的穴位。中医说："肾出于涌泉，涌泉者足心也。"这句话的意思是说肾经之经气如同水井中泉水一样，将从这里源源不断地涌出。因为此穴位肾中经气比较足，所以浴足的过程中,涌泉穴得到源源不断的刺激,能起到益精填髓、滋生肾水、平衡阴阳、舒通心肾、抑制虚火等诸多功效。

即使不是为了滋阴的需求,平素也应经常用热水泡脚。这是因为脚是湿寒邪气容易侵袭的地方,邪气可由脚底沿着经络长驱直入,扰乱脏腑阴阳气血平衡。平时经常用热水泡脚,能起到养肾除邪的功效。

用热水泡脚要注意几点。泡脚水的水温不要过高,40℃左右就可以了。在泡脚的过程中,水温会逐渐变凉,可以往里面添热水,保持水温恒定,持续对脚进行刺激。足浴的时间在30～40分钟为宜。在泡脚过程中,可按摩、捏脚或搓脚等,加强疗效。另外,应注意饭前、饭后30分钟内不宜进行足浴,以免影响脾胃的消化吸收功能。

滋阴增肥课堂

1. 用盐水泡脚

这里介绍用盐水泡脚的方法。先准备1个木桶、40℃热水、2勺食盐。将热水放到木桶中,放入食盐,搅拌均匀后,将脚放入,浸泡半个小时,在浸泡的过程中,可以对脚进行按揉。泡完后,将脚擦干即可,也可以再进行按揉或者是对脚底某个穴位进行刺激,可以重点刺激涌泉穴。涌泉穴在足底,约当第2、第3趾趾缝纹头与足跟连线的前1/3与后2/3之交点上。

2. 下肢操

不习惯按摩的人泡脚之后可以做做下肢操,也有助于舒畅经络,增强疗效。

(1)躺在床上,全身放松,然后将左脚抬起,脚尖尽可能向下,先由里向外（顺时针）旋转，再由外向里（逆时针）旋转，以活动踝关节，可旋转十几次，然后换右脚。

（2）上体前屈，两手扶膝，两膝弯曲，先向左转动两膝，然后再向右转动两膝以活动膝关节。转动的过程中动作要轻柔，可意守膝盖。转动十几次。

（3）坐在床上，上身挺直，然后向前踢脚，以活动髋关节，先踢左脚，再踢右脚，可踢十几次。

（4）站立，全身挺直，脚跟慢慢向上抬起，保持一会儿，然后落下，反复做十几次即可。可配合腹式呼吸，抬脚时吸气，落脚时呼气。

（5）坐式，右手托左脚并放松，以左手自上而下按压左腿，然后伸脚3次，再换右脚，动作相同。

下肢操动作简单舒缓，不妨经常练一练，尤其是中老年人，经常练习可以有好脚力，筋骨不疼痛。

------ 中医名家小讲堂 ------------------------

泡脚的时候只要泡到微微出汗就可以了，尤其是冬天更要注意，不要泡到大汗淋漓。中医认为汗为心之液，出汗太多会损伤精血，不利于脏腑健康。

平常多叩齿吞津以养阴

在众多的养生方法中，有一种虽简单但会让身体受益无穷，那就是叩齿吞津。

"人命至重，有贵千金"。人生活在尘世当中，没有什么比生命更加珍贵的了，自然也就没什么事情比养命安身更加重要，因此重视养生保健也自然是合情合理的事情。

叩齿吞津实际上是两种方法，但一般情况下它们往往前后交替进行，效果更佳，所以得名。据文献记载，大医学家陶弘景就是此法的受益者，因其经常叩齿吞津，年过八旬依旧牙齿坚固、身体健壮。

叩齿吞津能起到坚固牙齿、强壮身体之功自然也是有一定原因的。中医理论认为肾主骨,齿为骨之余。骨为肾精所充养,肾精充盈,能致骨坚。因此，叩齿也能健肾，使肾中精气得充，肾中精气得充反过来又可健骨。

养生学家把唾液称之为"金津玉液"，其同精、血一样，具有十分重要的作用，是维系生命的物质基础之一。唾液是津液中的重要部分，津液又是血的组成部分，对此中医有"津血同源"之说。

唾液不仅有滋养作用，还能健脾补肾。中医理论认为"脾归涎,肾归唾"，吞津有助于强健脾胃和肾。我们都知道，在咀嚼食物的过程中，口里的唾液会增多，实际上增多的是唾液中比较清稀的部分，中医称之为涎，有帮助消化的作用。脾胃是消化吸收食物、化生水谷精微的脏腑，食物不能得到很好消化，必将损伤脾胃。涎能促进食物消化，可减轻脾胃的负担，达到健脾胃的目的。

"肾在液为唾"，唾是唾液中较稠厚的部分，由肾精所化生，宜咽而不吐，有滋养肾中精气的作用，可健肾。脾胃和肾生理功能比较好，则唾液多，口中不干燥。如果经常口干舌燥，就要考虑脾胃和肾的问题。脾胃和肾与生命息息相关，一个为先天之本，一个为后天之本，决定了一个人的生长壮老死。因此，若想身体强健、益寿延年，就必须养好脾胃和肾，而养好脾胃和肾最简单有效的方法就是叩齿吞津。

滋阴增肥课堂

1. 叩齿

早晨醒来后，先不说话，心静神凝，什么事情也不要想。实在难以静下心来时可以意守丹田，然后，全身放松，口唇微闭，闭目，上下牙齿有节奏地互相叩击，铿锵有声，次数不限。刚开始锻炼时，可轻叩 20 下左右，随着叩齿时间的延长，可逐渐增加叩齿的次数和力度。在叩齿的过程要注意不要过于用力，刚开始的时候要尽可能轻柔，以后稍微增加点力度即可。另外，也不要过于追求叩齿的次数，一般情况下 50 下左右就可以了。

2. 吞津

叩齿结束，要辅以"赤龙搅天池"，就是中医所说的吞津法。即叩齿后，用舌在口腔内贴着上下牙床、牙面搅动，等到口中的唾液很多时，缓缓地将其咽下。在咽唾液的过程中，可以想象着唾液到达身体各处，发挥滋养作用。搅动时用力要柔和自然，顺序为先上后下，先内后外，搅动 36 下即可。

不妨经常叩齿吞津，尤其是中老年人，经常叩齿吞津便能耳聪目明、牙齿坚固、身体硬朗。

中医名家小讲堂

《黄帝内经·灵枢·脉度》中说："肾气通于耳，肾和则耳能闻五音矣。"《黄帝内经·素问·上古天真论》中说："肾受五脏六腑之精而藏之。"五脏六腑之精气，皆上注于目，养肾有助于耳聪目明。唾液中的唾归肾，所以经常吞津能补肾生精，进而达到耳目清明的功效。

每天试试"静养功"，能滋阴能长肉

滋阴有助于长肉，滋阴的方法很多，不过对于一些慢性疾病患者或身体虚弱、动不动就气喘吁吁的人来说，每天不妨试试"静养功"，有较好的滋阴强身功效。

◇◇

古人倡导运动，还提出了运动的必要性，诸如秦国丞相吕不韦主编的《吕氏春秋·尽数》中说："流水不腐，户枢不蠹，动也。行气亦然，形不动则精不流，精不流则气郁。"运动是保证人体健康的基本要素。

适当运动是有必要的，能让我们形体舒畅，气机充盈。不过养生不仅仅要动，也要学会静。我们都知道出家人需要打坐，他们称其为禅定。所谓禅定是让混乱的思绪平静下来，放下一切思绪以入静，进而达到忘我的境界。从保健养生角度来讲，这实际上就是静养功。

入静是养神的一种方法。中医所说的神包括魄、魂、意、志、神几个方面，魄、魂、意、志、神归于五脏，以精、气为物质基础，又称精神。精神状况可反映脏腑盛衰，脏腑功能强健就会"神旺"，反之则会"神衰"。所以精神状态好的人，身体是比较健康的，如果精神状况不佳，就有必要调理脏腑。

神归属五脏，一方面神受五脏支配，五脏精足，阴阳调和，则神旺；如果五脏阴阳气血失调，就会神衰。另一方面，神也会影响脏腑的生理功能。如果经常耗神，则脏腑精气也会受损，导致脏腑不安。因此，一定要重视养神，只有神得养，精气才能不耗损，脏腑生理功能才能强劲。

对于养神的重要性，中医古籍里面也多有论述。清代程国彭在《医学心悟》中说："人之有生，唯精与神，精神不散，四体长春。"养神有助于延年，有助于益寿。

养神不妨在"动"的基础上适当练习"静养功"，让身心入静，做到真气内守，减少消耗，消除疲劳，使精神充足，增进健康。而身体是否容易入静，五神能否安静下来，在很大程度上取决于心。

中医理论认为，心是神之大主，所以若想真正入静，让周身气血平缓而动，比较关键的一点是安心。心静如水，不为名扰，不为利动，才能气血和顺，阴阳平衡，从而达到健康长寿的目的。正如《黄帝内经·素问·上古天真论》中说："志闲而少欲，心安而不惧，形劳而不倦。"

人们生活中往往少不了名利及物质等各方面的诱惑，为此情绪不稳定，悲喜交加，劳心伤神。有时候即便是心中情绪起起伏伏，客观现实也是不容易改变的。既然不能改变客观现实，不如改变自己，让自己活得更快乐一些、更豁达一些。心中豁达，很多东西可以去追求，但不要去计较，相信秉着这样的生活态度，身体就会安康，生活中也会充满阳光。

滋阴增肥课堂

静养功

仰卧，两臂舒展放在身旁，两腿自然伸直，两眼轻闭，舌尖自然抵住上腭，全身放松。用鼻呼吸，呼吸要均匀，不要过快，也不要过缓，保持一种舒畅之态。意守小腹，或者是意守神阙穴。可在睡前进行，每次5分钟即可。刚开始练习时时间可缩短些，等到身体逐渐适应后再进行相关调整。

中医理论认为，动则生阳，静则生阴。在练习的过程中要注意动静交替，刚柔相济，注意调和阴阳气血，起到较好的保健养生功效。单纯地追求静或者是单纯地追求动都是不适宜的。

搓两肋，让你没火气阴不虚

瘦人的火气往往比较大，经常搓两肋能疏肝，让阴虚的瘦人也能有个好心情。

中医认为，五脏中的肝有一个非常重要的生理功能，即能舒畅一身之气，相当于体内气的管理者。正是在肝的参与下，一身之气才能正常上下内外进行循行。不过经常情绪不畅或者是肝病会影响肝主疏泄的功能，导致肝气不舒。肝气不舒，脏腑的火气就比较大。火气灼津，自然就会导致阴虚。

肝气不舒的主要症状表现有：情绪抑郁、痛经、头晕目眩、困倦乏力、失眠多梦、易怒，食欲差、两胁胀痛等。有时候，肝气不舒者还会有两肋疼痛出现。若是不明确自己是否有这些症状，还有一个非常简单的方法来判断自己的肝气是否顺畅。即将两手放在两肋上，从上到下进行推按，若是在推按的过程中有比较强的痛感出现，这提示肝气不舒畅了。对于中老年人来说，这种方法不但可以检测肝气状况，同时也是舒肝的一种有效手段。

肝气不舒可影响脾胃正常的生理功能，中医将这种状况称为"肝郁传脾"。有些高血脂患者经常闷闷不乐，嗓子痛，睡眠不好，痰也比较多，有时候甚至吐一些白沫，实际这就是肝郁传脾的后果。

肝气不舒，影响了脾主运化的功能，导致痰湿不去，甚至是痰湿内生，痰浊损及血脉，导致血脂升高。

疏肝不仅有助降血脂，还可预防肝病和脾胃疾病，对身体健康是非常重要的。

滋阴增肥课堂

疏肝的有效手段——推两肋

推搓时，讲双手分别置于胸部两侧，来回搓摩，一上一下计为1次，共做30次。

在推搓的过程中，要重点照顾两个穴位，即大包穴和掌门穴。大包穴在腋窝下6寸（4横指为3寸），腋中线上；章门穴在侧腹部，第12根肋骨的上方。这两个穴位具有健脾理气、疏肝解郁、调理肝胆脾胃等功效，对胸闷、两肋疼痛有良好的防治效果。

推搓的时候力度要适中，推按前可涂抹适量按摩油，即可加强推按疗效。

中医名家小讲堂

介绍两个"降火穴"——合谷穴和太冲穴。合谷穴就是我们常说的虎口，因为按摩起来比较方便。所以没有时间和次数的限制，有时间就可以按一按；太冲穴位于第一足趾和第二足趾之间的缝隙向上1.5厘米的凹陷处，在按摩太冲穴前，先用热水泡脚约10分钟，然后用大拇指从下向上推搓3分钟即可。